日本名醫小林弘幸教你

消除虛胖水腫，7天瘦3公斤

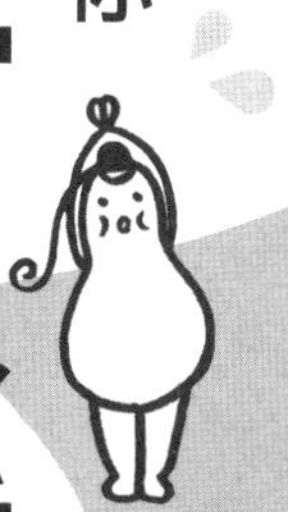

小林弘幸 著
卓惠娟 譯

むくみをとるだけ! 3割細見え

目錄

第2章

消除三大類水腫，變瘦、變美、變年輕！

第3章

不必痛苦減肥了！23個生活習慣讓你遠離水腫

消除「情緒性水腫」的生活習慣

第4章

按摩．漢方．飲食 天天都能做的消水腫強化對策

第5章

終結虛胖人生！最有效的「消水腫體操」

作者序

其實你不是胖，而是浮腫！

只要是女性，大概都曾有過早晚站上體重計時，為了「好棒！我瘦了一公斤！」「咦？怎麼又胖了一公斤」而心情起伏的經驗吧？我也有每天量體重的習慣，有一天突然發現**體重明明減輕了，卻看不太出來變瘦的樣子**。為什麼「明明不胖，看起來卻很胖」呢？原因就是「水腫」。

「我的體重和二十幾歲時差不多，現在看起來卻很胖」、「體重沒變，牛仔褲卻穿不下了」、「我沒吃很多，卻一下子就發胖」這些原因多數都出在「水腫」。

「好想再瘦個兩、三公斤！」經常注意節食的人，一定很多人有這個想法吧？不過，其實你不需要再為減少體重而努力，因為**只要能消除「水腫」，你的外表就能比**

現在看起來瘦三成。

一提到「水腫」，或許多數人立即聯想到的是腳或臉等身體部位的水腫。不過，水腫其實不僅出現在身體部位，也可以解釋成「神經性水腫」、「情緒性水腫」、「腸道水腫」等身心及體內的水腫。本書要介紹的是**藉由消除這些水腫，讓你變成「易瘦體質」，而且是能在每天的生活中立即實踐的簡單方法。**

若是能改善水腫問題，不僅能讓你的身體曲線更苗條，你會發現贅肉在不知不覺中消失了，體重也減輕了三～五公斤，肌膚變得光滑有彈性，手腳冰冷、肩膀痠痛及疲勞、倦怠感也跟著減輕，心情更開朗，身心都變得更舒暢。你不再需要為減肥而受苦，因為消除「水腫」正是變得健康美麗的最佳方法。

小林弘幸

第1章

你是「虛胖」不是「肥胖」！消水腫，成功打造易瘦體質

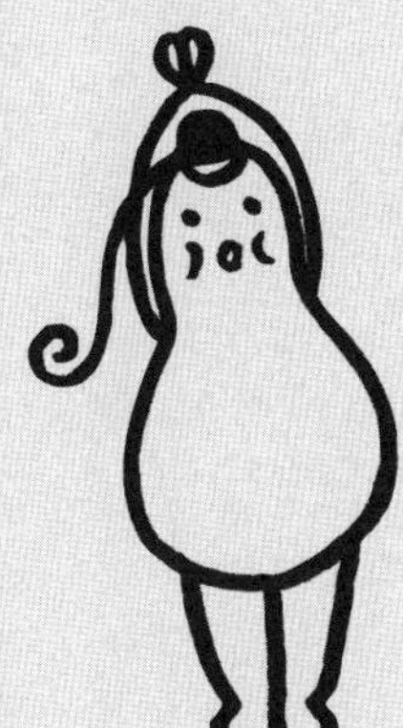

「水腫」，讓你無法變瘦的元凶

「沒吃很多但就是瘦不下來」、「節食減肥老是失敗」、「體重沒有如預期地減輕」、「馬上就復胖了」、「想更輕鬆地瘦身」、「希望變成怎麼吃都不會胖的體質」等，每個人對於減肥有各種煩惱，簡直就是多不勝數。

我曾有五年的期間在英國及愛爾蘭的醫院服務，那裡的外國女性時常問我：「為什麼日本女性身材總是那麼苗條」「為什麼日本女性的皮膚都很好」，他們總是抱著「要是能再減個兩、三公斤該有多好」，永遠在想要怎麼減肥，不過從國外女性的觀點，日本女性已經很瘦了，不必拚命減重也沒問題。要是過度減肥，反而會破壞漂亮的肌膚及頭髮的光澤。

消除水腫，能擺脫「虛胖」

那麼，該怎麼做才能更健康美麗呢？**重要的關鍵字就是「水腫」。事實上，只要消除「水腫」，你的身材就能瘦三成，擺脫虛胖，更加年輕有朝氣。**過去的瘦身書籍很少針對這個主題討論，你的身材不再像以前那麼纖細、肌膚不再水嫩年輕、不胖卻也不算瘦，會有這些感受的原因大多是「水腫」引起。

只要消除水腫，不僅能讓你看起來更苗條，更能消除頭痛、肩頸僵硬、便祕、倦怠感等身體不適的狀況，最後還能達成瘦身的目的「打造易瘦體質」、「減輕體重」的驚人成果。

「吃很少，卻還是發胖」，為什麼？

「早上起床照鏡子，發現整個臉都腫腫的」、「到了傍晚腳就浮腫，高跟鞋變得好緊」、「靴子的拉鏈拉不上來」你是否有過這些因為「水腫」煩惱的經驗？根據某家醫療衛生用品批發公司的調查，**二十至四十歲的女性上班族，百分之六十六都有「腳部水腫」的煩惱**。不妨用手指按一下腳部及小腿肚，如果按了之後有凹痕，而且不會立即回復，就是水腫的症狀。

後文會再詳細說明水腫發生的原因。正是這樣的水腫讓你有「明明沒吃什麼，卻不斷發胖」、「和二十多歲體重差不多，看起來卻好胖」、「明明很注意飲食，也有適度運動，卻怎麼都瘦不下來」的感覺。

「水腫」讓你無法瘦身，容易復胖

身體處於水腫狀態時，不論怎麼減肥，就是沒辦法成功地瘦下來，就算一時瘦下來，也會立刻復胖。因此首要之急就是解決根本的原因，也就是消除「水腫」。

只要水腫的問題不見了，不僅身體曲線更玲瓏有致，你會發現贅肉竟然會不知不覺地消失，甚至體重會減輕兩、三公斤，氣色變得更好、肌膚吹彈可破、手腳冰冷及肩頸痠痛也都消失無蹤。速度快的人，大約兩週就可以體會到這些驚人的效果。

為什麼體重沒變，看起來卻「肉肉的」？

「我的體重和二十多歲時差不多，為什麼現在看起來好胖？」、「體重明明沒變，牛仔褲卻穿不下」、「吃很少，但是卻動不動就發胖」你是否也有同樣的煩惱呢？另一方面，也有人「怎麼吃就是不會胖」、「沒有特別減肥就能自然瘦下來」，令人羨慕不已。兩者之間的差異究竟是什麼？關鍵就在於「血液循環」。

每當有人問到：「想要健康美麗，到底要注意什麼呢？」我總是毫不猶豫地回答：「全身上下每個細胞的間隙，都應該流著質地良好、乾淨的血液。」當血液循環不佳，血液就會骯髒黏稠。於是，原本應該運送到全身每一個細胞的「水分」，無法運送到細胞，而是流到細胞與細胞的間隙，也就是「間質」（參考第十八頁）。

◆血液循環不良，是不斷發胖的主因

就像沒有人想喝汙濁的水，細胞也不希望骯髒的水分滯留。**身體或臉部水腫，看起來「肉肉的」、「圓圓的」就是代表細胞滯留水分，間隙滿溢著水分的關係。**這時候，原本應該和水分一起被送至細胞的養分，也會不斷流向皮下脂肪及內臟脂肪。

「吃得不多，卻動不動發胖」的人就是屬於這種類型。換句話說，不僅是血流不順暢引起水腫，而且還形成「沒吃什麼也會胖」、「怎麼樣都瘦不下來」的易胖體質。

水腫形成的結構

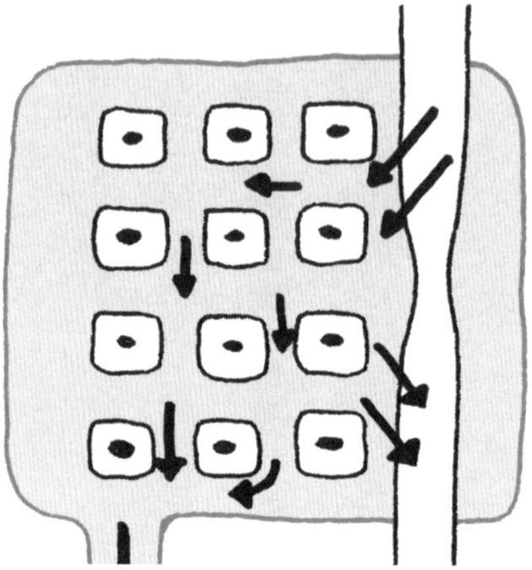

正常狀態

血液的液體有一部分通過血管壁，流出血管外的部分稱為「血漿」。從動脈滲出的血漿成分，在細胞周圍供應細胞營養及氧氣，並且排出細胞活動後形成的廢物。然後再通過靜脈壁回到血管。不過，沒有回到血管壁的水分，則經由猶如下水道般功能的淋巴管，排除水分。

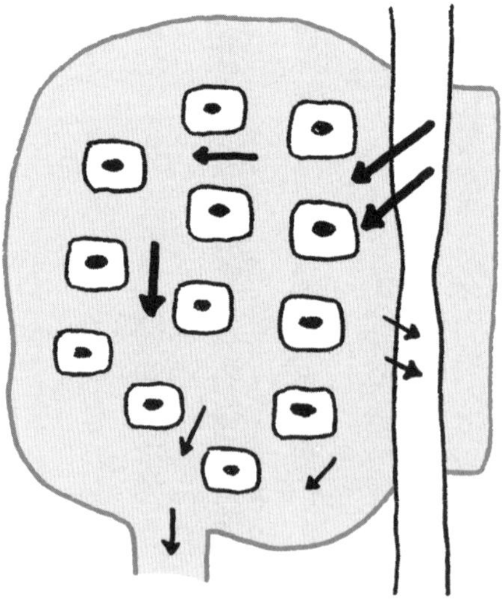

水腫狀態

血漿成分因為某些原因增多，或流入靜脈、淋巴管的量減少，導致血漿成分量變多，即形成水腫。

腳部常水腫，可能是「易胖體質」

長時間站立工作或上班族，大都有「腳部水腫」的問題。「一到傍晚雙腳就硬梆梆，又重又累好痛苦」、「一回到家，脫掉緊緊束縛著雙腳的鞋子或絲襪，就會覺得「非常輕鬆」，這些經驗想必很多女性都曾有過吧？

若是覺得雙腳水腫，很可能是血液循環不良引起的，流經身體的血液，把水分運送到全身細胞的同時，也擔任把不要的水分從細胞帶出來的任務。血液循環變差，血液混濁呈黏稠狀態時，排出多餘水分的功能就會變弱，這麼一來，細胞中的水分將無處可去，因而造成水腫。

強化血液循環，兩週重建「瘦子體質」

長時間站立或坐在辦公桌工作，容易導致水腫，是因為水分受重力影響，容易囤積在下半身。事實上，這時候全身都呈水腫狀態。也就是說，**覺得腳部水腫的人血液循環不佳，導致全身水腫，因而形成易胖體質**。

不過，你不需要擔心，只要強化血液循環，讓品質良好而乾淨的血液在細胞的每個角落都能暢通無阻，身體就不會囤積多餘水分，也就不易發胖，能變成易瘦體質，讓自己「怎麼吃都不會胖」、「沒有特別減肥卻變瘦了」。

因此，如果希望減肥成功，在限制飲食及從事各種減肥法之前，最重要的就是要「消除水腫」＝「改善血液循環」。

不必痛苦減肥，消水腫就能瘦一圈

我在二十年前設立日本第一家「便祕門診」，治療各種年齡層廣泛的患者中我發現許多為便祕煩惱的患者，整體身材都有水腫的問題。

尤其是女性患者，她們因為很在意外表肥胖，所以採取少吃幾餐或是減少每餐攝取的食物，甚至還有各種極端的減肥法。對於這樣的患者我總是會告訴她們：「沒有必要減肥喔！」這是因為**如果減少三餐的次數，腸胃沒有得到充分的蠕動，導致自律神經平衡失調，反而還會發胖**，第二章會詳細說明。

自律神經一旦失衡，血液循環會變差，於是，腸胃的消化吸收功能就會減弱，腸內環境惡化，只能製造出骯髒黏稠的血液。如前文所說當血液汙濁時，隨著細胞與細胞間隙水分溢出而水腫，同時也會囤積皮下脂肪與內臟脂肪，形成易胖體質。

百分之八十的人，消除水腫就能「瘦三成」

我告訴對方「不需要減肥」的患者，過了一個月後回診時，**百分之八十以上的人，都比第一次見面時看起來瘦三成。這是因為只要注意規律的正常飲食，改善腸內環境，就能調整自律神經平衡，改善血液循環進而消除水腫**。而且，幾乎所有患者都比第一次見面時看起來更有活力，肌膚也更透亮。

因為急著想變瘦，採取極端的飲食限制只會產生反效果，只要消除水腫問題，絕大多數的人不僅能看起來瘦三成，還能變得健康又美麗。

為什麼女性容易水腫？

很多女性為了水腫而煩惱，根據調查，男性只有一成的人自覺腳部水腫，但卻有四成的女性有腳部水腫的困擾。為什麼女性比較容易水腫呢？其中一個理由是女性的腳部肌力比男性弱。

從心臟經由動脈運輸到全身的血液，經由靜脈再送回心臟，這時候由於下半身的雙腳受到重力影響，所以必須要有相對的力量將血液送回心臟，而「負責將血液送回心臟」正是腳部肌肉的任務。

腳部肌肉透過活動雙腳時將血液送回心臟，這就是「肌肉幫浦作用」。由於**女性腳部肌力比男性弱，所以「肌肉幫浦作用」也比較低，因此會造成血液及水分囤積在**

腳部，引發水腫。長時間久站及久坐辦公桌，腳部容易水腫，也是因為雙腳很少活動，肌肉幫浦作用無法產生功能。另外「想讓腿部線條修長」而採取極端減肥法的人要特別注意，由於減肥讓雙腳失去肌力，「肌肉幫浦作用」也會降低，反而更容易造成雙腳水腫。

久坐、久站、肌肉無力等，都容易引起水腫

女性容易水腫的另一個因素則是因為女性荷爾蒙的平衡問題。你是否曾有過在生理期來臨前，覺得「這星期好像比平常水腫更嚴重」的經驗呢？**黃體素在生理期前分泌較旺盛，由於黃體素會產生讓體內水分積聚的作用，所以容易水腫**。另外，生理期時女性荷爾蒙減少，血液集中到骨盆周圍，以致全身血液循環變差，也會引發水腫。很多人也會同時出現手腳冰冷、頭痛及肩膀痠痛的症狀。

懷孕時更容易發生水腫，這是因為懷孕期間血液中的水分大約增加三成，容易聚積在皮下組織。因此，隨著肚子裡的嬰兒成長，骨盆內部受到壓迫，腳部血液不易送回心臟，因而導致水腫。此外，由於懷孕形成的體重增加、運動不足、攝取過多鹽分、壓力及疲勞等，都是水腫的原因。

如上所述，女性比男性更容易水腫。不過請別因此放棄，只要消除水腫的現象，不僅能讓你看起來瘦三成，不會因為進食而發胖，打造出易瘦體質。

一旦自律神經失調，更容易水腫

水腫絕非只是一種「感覺」，身體出現水腫時，就是體內發生和平時不同的異常狀態。**從醫學角度來看水腫，基於不同原因，以致血液中的「血漿成分」的水分無法供給至細胞，而積聚在細胞與細胞間所引起的症狀**。

由心臟送出的血液，經由動脈把氧氣、養分、水分送到全身的細胞。同時，從各個細胞回收代謝物及多餘水分，經由靜脈送回心臟，這就是血液循環結構，而控制這項功能的則是「自律神經」。然而，當自律神經失衡，就會導致血液循環變差，難以順利從細胞回收代謝物及多餘水分，於是便造成細胞與細胞間水分積聚，發生水腫現象。

長時間維持同一種姿勢，也會水腫

由於末稍手腳冰冷時，會導致靜脈血液或淋巴液無法順利循環，也同樣會發生水腫。另外，長時間一直保持同一種姿勢，導致血液循環變差，也會形成水腫。很多人可能都曾聽過「旅行者血栓症」。旅行者血栓症也是因為長時間久坐，雙腳沒有活動導致血液循環不佳，靜脈發生血栓（血塊）而發病。當血栓形成時突然由坐姿改為站姿，將導致血栓隨著血液流到肺動脈塞住，造成胸痛或呼吸困難。

另外，也有可能因為疾病而產生水腫。如果你的身體有符合下頁所列出的症狀，代表可能有疾病產生，請儘速至專門的醫療機構檢查就醫。

三大水腫現象，是疾病的前兆

「長時間坐在辦公桌前，到了傍晚高跟鞋變得好緊」、「回家脫下襪子後，留下凹痕」等，像這樣的腳部水腫多數只是暫時現象，只要睡一晚，症狀就能自然消失，即使是健康的人也會發生類似的水腫現象，不需要太擔心。那麼，什麼樣的水腫才需要注意呢？以下介紹可能是疾病潛伏的水腫檢查重點。

❶ 不是單純的腳部水腫，臉和手等全身都水腫時

全身發生水腫時，很可能是心臟、腎臟、肝臟等潛伏疾病。

◯心臟疾病

心臟衰竭等心臟功能衰弱的情況下，心臟無法充分發揮幫浦的功能，由於輸送血液的力量變弱，所以距離心臟較遠的腳部會發生水腫。臥病在床的人，背部也會發生水腫，除了水腫，也常有喘不過氣或心悸等症狀。

◯腎臟疾病

腎衰竭而使得腎臟功能衰退時，水分無法順利形成尿液排出，容易發生水腫。**發生腎臟功能病變時，眼瞼及臉部常會發生水腫。**尿液中有大量蛋白質的腎病症候群則是臉部及手腳等全身，都可能發生嚴重的水腫，也會產生尿量變化及食慾不振的症狀。

○肝臟疾病

肝硬化是發生水腫的一項代表疾病。**肝臟疾病導致合成蛋白質功能衰退時，血液中的蛋白質濃度會降低**，由於蛋白質有吸收水分的特性，當蛋白質濃度降低，水分將從血管滲出而聚積在皮下組織，引起全身水腫。

❷只有單邊腳部水腫，左右不對稱的腫大

只有單腳發生水腫，或是左右腳水腫差距過大時，很可能是體內潛伏某種疾病。如果症狀經過一個晚上的睡眠仍然無法消除，應到專門醫療機構接受檢查。只有單腳水腫的原因，**多數都是靜脈或淋巴的循環變差而發生的疾病。**

○下肢靜脈曲張

腳部靜脈有防止血液逆流的瓣膜，下肢靜脈曲張是因為這個瓣膜閉鎖不全，導

致血液朝腳尖逆流，以致靜脈膨脹的疾病。只有單腳水腫，或是水腫的一腳血管有突起膨脹，血管浮起的狀況，就很可能是下肢靜脈曲張。另外，也會伴隨腳部沉重、倦怠、發癢、睡著時腳抽筋等症狀。

○深部靜脈栓塞／肺塞栓症

長時間雙腳不活動，腳部深處較粗的靜脈（深部靜脈）會形成血塊（血栓）的疾病，當血栓形成，腳會腫大呈紫紅色，出現疼痛等症狀。要是發生這些症狀，必須趕緊至醫療機關接受治療，這是因為雙腳形成的血栓要是沿著血液流到肺部，**導致肺血管阻塞，可能引起胸痛、呼吸困難、窒息等狀況，陷入非常危險的狀態。**搭乘飛機時雙腳發生深部靜脈血栓症或是肺塞栓症，也就是所謂的旅行者血栓症（也稱經濟艙症候群）。其實不僅限於飛機，搭乘公車、捷運等交通工具或是臥病在床，只要長時間沒有活動雙腳時，就容易形成血栓，所以務必小心。

○淋巴腫大

體內除了動脈、靜脈之外，還有淋巴管，當淋巴管的循環不佳時，蛋白質及水分將會聚積在皮下組織而引起水腫。淋巴腫大幾乎都是因為子宮癌或卵巢癌手術摘除淋巴節，因而導致淋巴循環變差。乳癌手術後，手腕也會發浮腫。順帶一提，浮腫就是水腫。

淋巴腫大時，幾乎都是單腳發生水腫，症狀如果是輕度時，用手指按壓水腫的部分會形成凹陷，留下痕跡。當水腫變得嚴重，皮膚會又乾又硬，甚至關節難以曲伸的症狀。

❸清晨到傍晚的體重，增加一點五公斤以上

早上和傍晚的體重差距達一點五公斤以上時，有可能是突發性水腫。

○突發性水腫

所謂突發性浮腫，是指沒有特別原因的水腫而引起的疾病，通常容易發生在女性身上。由於長時間久站以致傍晚發生水腫，和早晨相比體重增加達一點五公斤以上的特殊症狀。這種情況的水腫通常隔天會好轉，常發生在壓力大的工作者身上，且伴隨倦怠及不安等情緒。

❹正在服用藥物

服用藥物產生的副作用，有時會引起水腫。可能引起水腫的藥物有：**非類固醇消炎止痛藥、降血壓劑**，這很有可能是因為藥物副作用引起水腫，請務必諮詢主治醫師。

第 2 章

消除三大類水腫，變瘦、變美、變年輕！

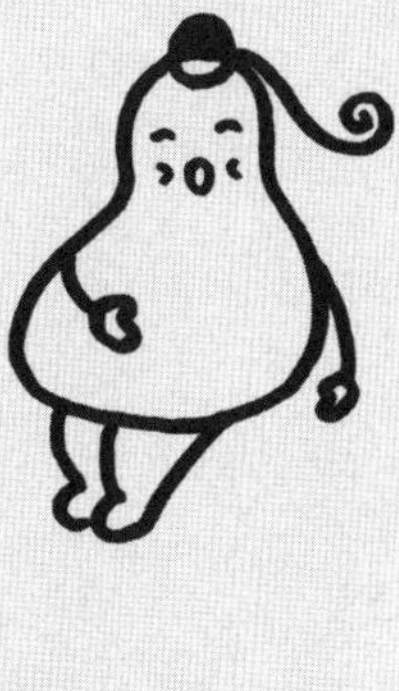

消除水腫後，人一定會變年輕

第一章介紹身體水腫的原因及結構，如同我一直強調，水腫才是多數女性煩惱「體重沒變，看起來卻很胖」、「即使減肥也無法瘦身成功」、「沒有吃很多，卻動不動就發胖」的元凶。因此，只要先消除水腫的狀況，就能「看起來瘦三成」、「再怎麼吃也不容易胖」、「沒有特別減肥也能變瘦」，也就是邁向易瘦體質的第一步。

身體出現的水腫，和體內發生的三項水腫有很大的關係，我將這三項水腫稱為「神經性水腫」、「情緒性水腫」、「腸道水腫」。事實上，消除這些肉眼看不見的水腫，正是成為易瘦體質的捷徑。

消除肉眼看不見的「三大類水腫」，輕鬆找回易瘦體質

想消除「神經性水腫」、「情緒性水腫」、「腸道水腫」並不難。而且，只要消除這三項水腫，不僅能擁有迷人的曲線，更能在不知不覺中消除脂肪，體重也減輕了，更能改善手腳冰冷及肩膀痠痛，同時，專注力也大幅提升，讓自身的能力充分發揮。

接下來將詳細介紹什麼是「神經性水腫」、「情緒性水腫」、「腸道水腫」，消除了這三項水腫之後，身體及人生會出現什麼樣的轉變。

神經性水腫

「慢生活」能開闊心胸，告別水腫

你是否有過「總覺得最近身體狀況不佳」、「皮膚狀況不好」、「肩膀痠痛及手腳冰冷很嚴重」等，雖然不是生病，但狀況不佳的時候？當身體發生水腫時，總覺得全身很倦怠，容易疲倦。

而且，身體水腫時，不但會排斥與同事、朋友見面對話、討厭照鏡子、穿上喜歡的衣服也覺得不好看，心情鬱悶、不管吃什麼都食之無味、莫名感到沮喪，不論工作或私生活都無法過得充實。

為什麼身體水腫就會覺得疲累，心情也隨之沮喪呢？這是因為當身體水腫時，自律神經也會失衡，自律神經的司令台位於腦部的下視丘。因此，自律神經的失衡狀態，我將之稱為「神經性水腫」。

調整自律神經平衡，是擁有健康人生的捷徑

簡單來說，「自律神經」就是控制內臟器官的一切，尤其是血管的神經。我們睡覺時心臟繼續跳動、血液能繞行全身，就是自律神經的作用。事實上，生命活動無法欠缺的「呼吸」，也是出於自律神經的控制。

自律神經和身體水腫有非常密切的關係。自律神經負責血液流動的作用，所以當自律神經失衡時，血液循環不良，因而產生水腫，手腳冰冷及肩膀痠痛等症狀。另外也會影響到精神層面，心情會莫名沮喪，感到不安、煩躁、無法冷靜下判斷。

第一章提過，想要擁有易瘦體質，「消除水腫」、「改善血液循環」是重要關鍵，

不過，**為了改善血液循環，最重要是改善控制血液循環的自律神經，因此「調整自律神經平衡」＝「消除神經性水腫」**。

調整好自律神經的平衡，就能改變一切往良好的方向發展。由於血液循環變好，水腫消失，當然就能變成易瘦體質，皮膚和頭髮都會更亮麗有光澤，身體也不再那麼容易疲倦。當精神變得穩定，自我表現就能發揮百分之百的實力。換句話說，調整好自律神經，消除水腫，就是擁有健康人生的最佳捷徑。

神經性水腫

天氣忽冷忽熱，也會讓身體更浮腫

你是否有過這樣的經驗，從春季進入夏季，或是從秋季進入冬季，身體不僅是在季節交替之際失衡，心情也會感到失落、缺乏幹勁、容易不安焦慮呢？大學新鮮人或剛踏入社會的新人，為了適應新環境，發生囤積疲勞或壓力的「五月病」（註），也是和季節變化一樣出現的身心不適。**在季節交替時，容易像這樣出現身心不適，是因為自律神經受到氣溫變化影響而失衡**。

自律神經是負責血液循環及呼吸等維持生命活動不可欠缺的生命線，自律神經由「交感神經」與「副交感神經」兩種神經構成。如果以車子來比喻，交感神經是油門，副交感神經則是剎車。

如同油門的交感神經作用上升時，身體處於興奮狀態。血管收縮、血壓上升、大腦及身體進入活動模式；如同剎車的副交感神經作用上升時，身體則處於放鬆狀態，血管在適度狀態下放鬆、血壓下降、身心都能進入平靜的狀態。經過這樣的說明，或許有人會以為讓交感神經作用上升，使身體處在興奮狀態不是比較好嗎？其實並不是。**當交感神經持續處於優勢狀態時，由於血管收縮，血液循環不佳，就會發生水腫、肩膀痠痛、手腳冰冷等症狀。而且，由於養分容易流向皮下脂肪及內臟，因此容易發胖。**

從秋天進入冬天氣溫下降，身體為了提高體溫而加速血液循環，使得交感神經活躍、血壓上升；相反的，當春季進入夏季，氣候變暖時，為了避免體溫上升過度，副交感神經較活躍因而血壓下降。我們的身體就像這樣因應外部環境變化而產生作用，讓體內保持平衡的狀態。

急遽的氣候變化，容易使自律神經失調

然而，近年來的天氣異常，以為進入春天了，卻又連續好幾天出現炎熱的天氣，到了九月、十月仍然持續如盛夏般的高溫，或是突然就進入冬天。**急遽的氣溫變化過多，使自律神經疲於應對，因而失衡的人正在增加當中**。

另外，盛夏猶如蒸籠般悶熱的天氣時，辦公室的空調卻冷到需要穿外套，這樣的急遽溫度變化，也很容易使自律神經失衡。當自律神經失衡，不僅會發生水腫、膚況變差、肩膀痠痛等，也會引起心情焦慮等精神方面的問題。自律神經失衡，克服容易引起水腫的氣候問題，平時養成調整自律神經平衡的習慣是非常重要的。

註：日本的開學季及就業季大多在四月，不少人生活產生巨大變化而無法適應，所以患上五月病的人特別多。

神經性水腫

壓力大，是「神經性水腫」的主因

到目前為止，我們已經了解「自律神經失衡」和「水腫」的關係，運動或用腦等「興奮時」佔上風的交感神經，以及當我們休息或睡覺等「放鬆時」佔上風的副交感神經。兩者失衡時，身心就會出現各種不適，其中的平衡狀態分為下列四種：

❶交感神經和副交感神經都很高。
❷交感神經高，但副交感神經極低。
❸交感神經很低，但副交感神經極高。
❹交感神經和副交感神經都很低。

這四項當中，**最能使「身體不易水腫＝易瘦」的是❶「交感神經和副交感神經**

都很高」的狀態。自律神經得到平衡，身心狀態就會良好，肌膚和毛髮都能光澤有彈性，煩悶不安的情況就會減少。

相反的，最容易使「身體容易水腫＝易胖」的是❷「交感神經高，但副交感神經極低」。除了水腫，以下狀態只要有一項令你在意，就有可能處於❷狀態。

- **就算拼命減肥也老是瘦不下來。**
- **皮膚差的狀況無法改善。**
- **容易便祕。**
- **手腳冰冷、臉色泛黃。**
- **煩躁易怒。**
- **疲憊不易消除，但總是一直硬撐著。**
- **莫名感到不安，憂鬱感無法消除。**

◆「多重壓力」也是水腫、肥胖的原因

❷「交感神經高，但副交感神經極低的狀態」的狀況如果持續，血液循環會變差，不僅容易水腫易胖，免疫力也會下降，引發各種疾病。事實上，「壓力」是平衡自律神經最大的敵人。工作壓力、職場人際關係、小孩的升學問題、家長間的交流、照顧年長父母等，**擁有多重壓力的現代女性，處於❷「交感神經高，但副交感神經極低的狀態」的人相當多**。因此，想要消除身體水腫，變得健康美麗，「提高副交感神經作用」是最重要的事。

順帶一提，長期持續❸「交感神經很低，但副交感神經極高」的狀態，就會情緒低落，缺乏動機，嚴重時容易引起憂鬱症等精神方面的疾病。另外，無法充分發揮能力，則是❹「交感神經和副交感神經都很低」的狀態，由於交感神經失衡，以致產生異常的倦怠感。

交感神經與副交感神經的平衡

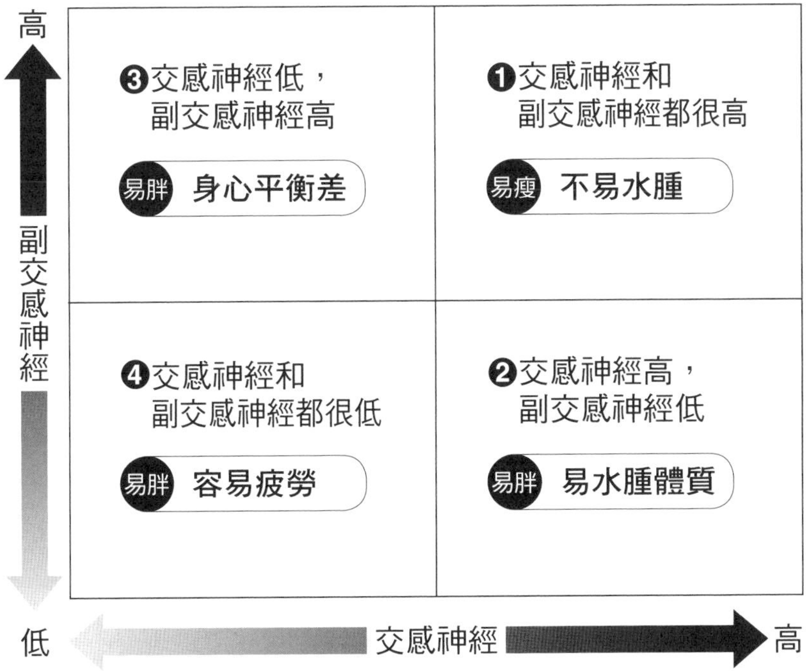

神經性水腫

想抗老，要先消除「神經性水腫」

「二十幾歲時熬夜一整晚也無所謂，一過了三十歲熬夜的隔天卻覺得很痛苦，工作也力不從心，過了三十歲、四十歲以後，對於新的事物總是提不起勁。」你是否有過這樣的經驗呢？這也是因為「神經性水腫＝自律神經失衡」，導致副交感神經低下引起。

副交感神經的作用，男性在三十歲、女性則在四十歲為分界開始急遽下降。因此，不僅年紀愈大愈容易肥胖，肌膚及頭髮的光澤也會消失，體力下降，容易疲倦，決斷力及判斷力都會變差。這是因為當副交感神經作用下降，交感神經處於優勢造成血管收縮，血液循環就會變差。

◆年紀愈大，愈要「活絡副交感神經」

有些女性的更年期症狀出現較早，剛過四十歲就出現症狀，這是女性身體發生總總變化之際。當過了四十歲，副交感神經的作用急遽下降，自律神經失衡，女性荷爾蒙也容易失衡是一大要因。

因此，年齡愈大，就要愈重視「提高副交感神經作用」。**當你覺得容易感到疲倦，肌膚開始老化時，請不要認為「年紀已經大了」而急著放棄**。

每天的生活中，注意提高副交感神經作用，讓乾淨的血液能流到細胞的每個角落，不僅能消除水腫，身材變得苗條，並且湧現挑戰新事物的幹勁。換句話說，提高副交感神經，保持良好的血液循環，消除水腫是保持身心健康美麗的抗老要訣。

◆重新調整賀爾蒙的平衡，能讓你年輕十歲

肌膚失去彈性與光澤，皮膚變差及頭髮問題增加的原因，和女性荷爾蒙（雌激素）的減少有很大的關係。**雌激素又稱為「美容荷爾蒙」，由此可見它是極為重要的荷爾蒙，具有創造水嫩肌膚及維持女性美麗曲線的作用。**

雌激素的分泌在三十歲達到高峰，然後就開始減少，再加上過了四十歲後，由於副交感神經的作用而急遽下降，血液循環變差，所以會一口氣感到身體的變化。

不過，如同先前所提到，肌膚老化及頭髮的問題，沒有必要因為認為「老了無可奈何」而放棄。提高副交感神經的作用，消除水腫的生活習慣，血液循環就能改善，重新擁有肌膚及毛髮的潤澤。

神經性水腫

改善水腫能提高免疫力，不容易生病

人體每天都會遭到病毒或細菌侵入，但是我們不會動不動就感冒或被傳染，是因為體內的免疫系統作用，而血液裡的「白血球」成分，能保護身體不被病毒或細菌侵害。

白血球的平衡與自律神經平衡有關，當自律神經失衡時，白血球也會失衡而使得免疫力下降，因此容易感冒。另外，自律神經失衡而造成交感神經過度興奮，以致血管收縮血液循環變差時，很可能會引起高血壓等血管疾病。**為了消除身體水腫，只要讓自律神經得到平衡，白血球的平衡就會改善，比較不容易感冒。而且，血液循環改善，就能避免血管系統的問題，維持身體健康。**

平衡自律神經，專注力、人緣都會變好

我一直都在擔任運動選手的醫師，除了現職的職業運動選手，也提供給文化、演藝界等領域的人員各種建議。從這個經驗感受到的是：**愈是被稱呼「超一流」的人，自律神經的調節能力愈高**。另外，女性則是愈能經常保持年輕、幹練、有魅力的人，自律神經調節能力愈佳。換句話說，他們都是與「神經性水腫」無緣的人。

職業運動選手及在頂尖領域能大展身手的人，總是能高度發揮自我能力，因此，自然懂得調整自律神經平衡的技巧。這是因為只要自律神經平衡，無論處在什麼樣緊張的情況下，都能將品質良好的血液輸送到全身的細胞，專注力及判斷力等腦部作用就不會下降，隨時呈現最佳狀態。另外，血液循環的改善也能改善細胞的新陳代謝，讓皮膚及毛髮保持健康。

調整自律神經，隨時展現「最佳狀態」

消除神經性水腫以調整自律神經平衡，就能百分之百發揮能力，時常展現「最佳狀況」。由於精神變得穩定，人際關係也會變好，受到他人的信賴及喜愛。

因此，只要消除「神經性水腫」，調整自律神經平衡，即使突然必須參加聯誼或同學會，也不需要驚惶失措。**只要能時常注意調整自律神經平衡，就能常保身心年輕，成為有魅力的人。**

情緒性水腫

「常焦慮」的人，最容易水腫

上下班搭車時車廂爆滿，或是遇上大塞車、在外用餐時遇到服務態度不佳的店員時，總忍不住使人煩躁。以前我也屬於很容易煩躁的性格，證據就是童年時期老師在我的聯絡簿上寫著「急躁無法安靜下來」，就連當了醫生，工作上照樣莽撞、毛毛躁躁。像這樣動不動就煩躁焦慮的情緒，對水腫有很大的影響。聽了病患的敍述，**性急**、**神經質**、**認真**、**凡事努力**、**抗壓性低的人，都似乎有容易水腫的傾向**。這是因為容易煩躁，或是有憂慮的事情時，自律神經就容易失衡。

凡事不計較，能遠離虛胖體質

自律神經分為「交感神經」及「副交感神經」，如同油門的交感神經作用上升時，身體處於興奮狀態；如同剎車的副交感神經作用上升時，身體則處於放鬆狀態。然而，交感神經過度興奮時，由於血管收縮，血液循環惡化，除了身體的水腫，也容易發生肩頸痠痛或手腳冰冷。同時，由於養分容易流向皮下脂肪及內臟脂肪，因此容易發胖。

事實上，就如剛剛說的，**容易煩躁、性急等個性的人，有「情緒性水腫」的人，交感神經容易佔上風，容易發生身體水腫**。那麼，該如何才能打造成不易水腫＝不易發胖的體質呢？就像本書第三章介紹的，**注意養成「放鬆」的生活習慣非常重要**。

讓汽車安全上路，確實地操作油門及剎車很重要，讓交感神經及副交感神經都能在良好狀態下發生作用，兩者都能平衡的狀態是最理想的。這時候，身心都處於最佳狀態的功能，能消除水腫，變成易瘦體質。調整自律神經平衡並不困難，只要在日常生活中隨時提醒自己「放鬆」，就能確實達到平衡自律神經的效果。

情緒性水腫

改善水腫，也能揮別悲觀及憂鬱

開設「便祕門診」後，每天接觸大量患者，我發現這些初診的患者看起來都非常沮喪。然而，當他們回診時，每個人看起來都像換了一個人，表情開朗看起來十分有活力，其中也有患者表示：「早上一打開窗簾，才發現天空竟然如此美麗！」

之後我會詳細說明，**腸道狀態惡化時，副交感神經的作用下降，全身將處於水腫狀態。這時候就會處於「天空很漂亮」、「飯好好吃」等理所當然的事卻無法感受的精神狀態（情緒性水腫）**。

像這樣的患者再度來看診時，看起來完全像換了一個人，這是因為腸道變健康了，所以全身水腫也消除，自律神經確實平衡調整。

◆整頓自律神經失調，讓心靈減壓更快樂

我時常收到腸道狀態及全身水腫改善的患者寫給我的信，信中表示「工作和戀情都變順利了」。像這樣生活中的大小事都變順利，是因為自律神經平衡，外在的肌膚及毛髮，及內在精神狀態都獲得改善。

運動的領域中經常提到「心、技、體」。就醫學觀點來看，最重要的是「體」。**只要身體健康，就會帶來心的健康**。換句話說，腸道狀態改善，消除身體水腫，就能使心靈也跟著健康，每天都能過著愉快的生活。

情緒性水腫

消除「身心水腫」，工作、生活都順利

身體水腫時，總覺得上班很痛苦，稍微有點失敗就感到沮喪，嚴重時，不論吃什麼都覺得不好吃，看到美麗的事物也不覺得美，每天都很悲觀地過日子。這是因為當身體水腫時，自律神經會因此失衡，所以會莫名地覺得心情沮喪，感到煩躁，無法冷靜地判斷。另外，**當自律神經失衡，即使稍微感受到壓力，交感神經也會反應過度，愈容易感覺緊張及不安，陷入不良循環**。

不過，只要養成消除水腫的生活習慣及持續第五章的「消腫操」，調整自律神經平衡，即使承受壓力，也能輕鬆以對。

「保持平常心」，能調整失衡的自律神經

另外，改善自律神經平衡之後，與他人見面會感到更愉快，樂意出門到各個地方，對任何事物更加積極，工作或私生活都能順利以赴。

如果你現在覺得不安或緊張，請你提醒自己「注意情緒」。例如，提醒自己「今天因為有重要的會議，所以自律神經可能容易失衡」，光是能做到這一點，就能調整自律神經，保持平常心。如果再配合第三章介紹的呼吸法，養成多喝水的習慣，相信一定能讓所有狀況都往良好的方向進行。

情緒性水腫

不再因水腫煩惱後，思考更正向

同一部門裡，出現一個正處於煩躁情緒，全身像刺蝟的人時，部門的氣氛就會莫名地變差；相反的，當你進入餐廳或咖啡店，老闆、店員都非常和藹可親時，心情也會跟著好起來。相信你一定也有過類似的經驗吧？

事實上，自律神經平衡的好壞，會感染給四周的人。比方說，我的醫院裡有自律神經平衡保持極好的護士，只要他在，其他的醫師、護士及患者都不可思議地會露出笑臉，工作也能進行得很順利。換句話說，消除情緒性水腫，調整自律神經平衡，不僅能使你和周遭的人幸福，也是建立良好的人際關係的捷徑。

超過三天沒排便，代表腸道開始水腫

我想每個人都有過吃了午餐後突然覺得很睏，無法發揮平時工作效率的經驗。吃過飯後想睡覺，是為了活化腸胃作用，因此副交感神經作用升高，使得大腦和身體進入放鬆的狀態。

事實上，我們的身體只有「腸胃」是在副交感神經作用升高時，活動變得旺盛。前面說明過女性以四十歲為分水嶺，副交感神經的作用一落千丈，在充滿壓力的現代社會，連許多二十、三十歲的女性，副交感神經的作用也會降低，導致自律神經失衡。

以前我曾針對二十至三十歲的上班族女性進行過一項調查，其中發現「三天以上沒有排便的女性，高達百分之六十六點三以上」。當副交感神經作用下降，腸胃的作用將隨著減弱，因而容易便祕。**三天以上沒有排便，就表示副交感神經作用下降，腸胃作用變弱而使得糞便囤積在體內，腸道呈現水腫狀態。**

強化腸道機能，能成功減脂、改善手腳冰冷

事實上，像這樣「體內的水腫＝腸道水腫」比身體外觀的水腫更加可怕。這是因為「腸道」扮演平衡自律神經極為重要的角色。

自律神經和腸道有非常密切的關係，自律神經平衡良好的人，腸道狀態也良好，自律神經平衡不佳的人，腸道狀態也不佳；相反的，腸道健康的人自律神經也容易得到平衡，腸道不健康的人自律神經則不容易平衡。

換句話說，腸道不健康的人，副交感神經作用跟著下降，血管收縮，不僅身體容易水腫＝易胖的體質，皮膚容易粗糙、長黑斑，或是手腳冰冷、肩頸痠痛、全身有氣無力等不良循環。

反過來說，**腸道作用能夠正常，副交感神經的作用就能提高，也就能打造不容易水腫＝易瘦體質**。因此，想消除全身水腫，擁有美麗窈窕的身材，消除「腸道水腫」是極為重要的。

腸道水腫

維持腸道健康，成功瘦身不復胖

社會上充斥各種五花八門的瘦身方法，例如限制食物攝取分量，或是持續只吃單一食品、使用高價的營養食品減肥等，很多人可能都嘗試過。遺憾的是幾乎所有坊間的減肥方法，都很難讓人真正漂亮地瘦下來。

減少食物攝取分量，或是完全不攝取碳水化合物，的確能減輕體重，但卻無法使你變得更美麗。這是因為**採取極端的減肥方式，將造成腸道水腫＝腸道環境不良，自律神經失衡，全身容易水腫，同時形成易胖體質**。

由於血液循環惡化，臉上容易長黑斑，頭髮也失去光澤。由於易胖體質並未真正改善，因此一停止減肥計劃，就會復胖，甚至比減肥前更胖。

不必辛苦運動，消除腸道水腫可瘦身

那麼，想要「健康美麗地瘦下來」，究竟該怎麼做才好呢？接著將會介紹在家輕鬆就能培養平衡自律神經，消除水腫的生活習慣，以及簡單可持續的消水腫體操，自然而然改善腸道環境，讓贅肉消失，實際體重能確實減少，你的氣色將變得更好，許多身體的小毛病，像是手腳冰冷及肩膀痠痛的問題也能得到改善。**瘦得更美麗的重點只有一個——「保持腸道健康，調整自律神經平衡，消除水腫」。**

腸道水腫

消除「腸道水腫」，打造吃不胖體質

「明明吃得不多，脂肪卻愈來愈多」的人，很可能是腸道環境不良，腸道水腫的緣故。採取極端的減肥手段、暴飲暴食，或是壓力形成腸道環境惡化時，原本應該輸送到全身每個角落的養分，就會流向皮下脂肪及內臟脂肪，並且不斷囤積，因此形成易胖體質。

只要調整腸道環境、改善自律神經平衡及血液循環，讓養分隨著血液由腸道吸收的養分，能順暢地流向全身的細胞。養分藉由細胞將成為能量，不易在體內囤積成脂肪，因此能打造出易瘦體質，**你將發現自己「怎麼吃都不會胖」、「沒有特別減肥也能瘦下來」，血液循環及水腫的狀況都獲得改善。**

◆每天健走、正常飲食，一定會變瘦

像這樣消除腸道水腫，變成易瘦體質的飲食方法，能產生更大的效果。一天照常攝取三餐，每天的攝取卡路里減少為百分之七十至八十左右，配合健走等適度運動作為日常生活習慣，就不會使自律神經失衡，能以驚人的速度瘦下來。

很多人可能認為，如果要減肥，就必須痛苦忍耐不吃東西，或是一定要很努力運動才行。不過，極端的飲食限制及激烈的運動，反而會造成自律神經失衡，更容易變胖，所以務必注意。

腸道水腫

清腸「排水毒」，是最佳抗老對策

隨著年齡增長，皮膚也逐漸失去彈性及潤澤，另一方面，黑斑及皺紋也不斷增加，開始在意全身水腫及鬆垮老化肌膚的人應該很多吧？尤其過了四十歲以後，切身感受到這個變化的人更有增加的傾向。

如同第一章所說，**女性過了四十歲後，副交感神經的作用急遽下降，當副交感神經作用下降時，血液循環就會惡化**。皮膚及毛髮的彈性及潤澤，是因為養分及水分隨著血液流動，輸送到全身細胞的每個角落，當血液循環不佳，養分及水分無法送達細胞，就會失去彈性及光澤。

◆腸道不浮腫，就能擁有活力、自信

而且，由於血液循環不佳，除了身體容易水腫＝容易變胖，體力也會變差，容易感到疲倦，決斷力及判斷力都會變得遲鈍。

這一切的煩惱，都能藉由消除「腸道水腫」解決。你不需要再購買昂貴的瘦身食品或化粧品。只要整頓好腸道環境，就能改善自律神經平衡及血液循環。這麼一來，養分及水分就能輸送到全身細胞的每個角落，皮膚及毛髮都能變得美麗動人，另外，再也不會動不動就覺得疲倦，更能激發挑戰新事物的意願。換句話說，**整頓好腸道環境，改善血液循環，就是你最佳的抗老對策。**

腸道水腫

手腳冰冷，起因竟是「腸水腫」

「常常手腳冰冷真痛苦」、「連夏天也覺得手腳冰冷，工作時總是蓋著毛毯」等，許多女性為手腳冰冷而煩惱不已。手腳冰冷也和水腫一樣是由於自律神經失衡，造成血液循環不佳而引起的。尤其是夏天也覺得手腳都冷得受不了的人，可能是交感神經作用過度旺盛，以致血液循環不佳，發生手腳冰冷，肌肉也容易僵硬。

像這種情況的手腳冰冷，可以藉著整頓腸道環境來改善。只要腸道環境改善，副交感神經作用就能提升，血液循環就能改善。如此一來，不僅能消除體內水腫，也能改善手腳冰冷問題。

◆「泡澡」能促進四肢血液循環，有效排水毒

另外，同樣因血液循環不佳而引起的肩膀痠痛，也能自然痊癒，為了改善手腳冰冷問題，提高副交感神經作用，讓自律神經平衡是最佳對策。我建議以**三十九至四十的溫熱水泡澡，泡十五分鐘的半身浴以後，讓身體在就寢前保持在放鬆狀態，然後做暖身操。**洗完澡後一個小時內就寢能提升睡眠品質，更有助於改善手腳冰冷的問題。

第3章

不必痛苦減肥了！
23個生活習慣讓你遠離水腫

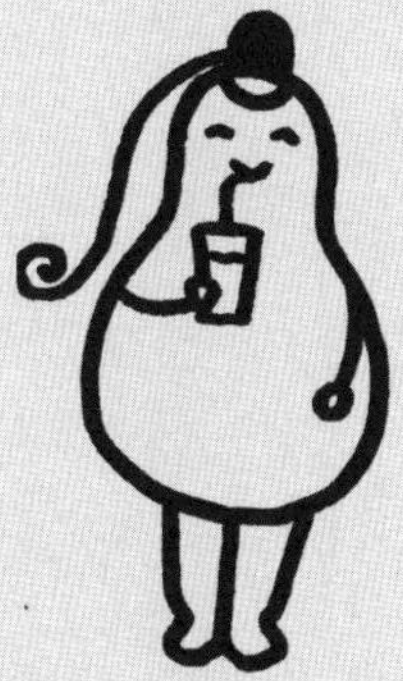

消除「神經性水腫」的生活習慣❶

想消除水腫，一定要多喝水

有許多人認為「喝太多水，身體當然會水腫」。請停止「因為不想水腫所以忍耐不喝水」的行為。其實，即使水喝得過多，身體也不會水腫。相反的，**水腫反而是因為「水分不足」引起的**。身體如果一直持續處於水分不足的脫水狀態，健康就會不斷惡化，細胞中多餘的水分難以順利排出，細胞本身會膨脹，引起身體的水腫。

而且，身體持續缺水時，血液會變得黏稠，血管將提前老化。自律神經也會失衡，容易變得煩躁、動不動就生氣，皮膚及毛髮等問題叢生，帶來各種負面問題。

◆喝水有訣竅，定時定量可調整自律神經

因此，在意身體水腫的人，或是節食卻瘦不下來的人，明明沒吃什麼卻發胖的人，應該重新檢視喝水的方式。重點是「每天喝一點五公升的水」。之所以必須勤奮地喝水，是因為「喝水」這項行為就能有效地調整自律神經。為了消除身體水腫，打造不易變胖的體質，請注意以下喝水的重點：

- **早上起床立刻先喝一杯水**
- **出門時，務必在包包裡放一瓶水**
- **工作時，辦公桌上一定要準備水**
- **養成固定時間喝水的習慣**

只要養成喝水的習慣，就能使自律神經保持平衡、腸道功能及血液循環也能改善，水腫自然消除。

消除「神經性水腫」的生活習慣❷

早起空腹喝水，輕鬆解便沒煩惱

你平時會留意喝水的時機嗎？或許你會認為「口渴時再喝水就好了」，不過，這樣其實很可惜，因為注意「喝水時機」可以提高身體的各種機能。其中一個就是早上起床立刻喝一杯溫水的習慣。

早晨的一杯水，除了補充睡眠時間流失的水分，更重要的是引導「胃結腸反射」。簡單說來「胃結腸反射」就是在胃保持空無一物的狀態時，倒入水來刺激腸胃促進蠕動。這麼一來就能引發便意。事實上，很多患者光是這麼做就能治好便祕。

◆重整腸道健康，養成「易瘦體質」

另外，由於腸胃是受到副交感神經影響的內臟，所以藉著早晨第一杯水讓腸胃蠕動，可以使副交感神經受到刺激，自律神經的平衡也能得到調整。改善腸道作用讓自律神經平衡後，血液循環就會改善，讓乾淨的血液暢通地流到細胞每個角落。

事實上，**我的患者當中也有人不論有無便祕問題，光是調整好腸道環境，就能成功地減重五至十公斤**。另外，也能改善手腳冰冷，提升工作、讀書、家事等效率，「早晨一杯水」好處無限多，請你務必也從明天開始嘗試看看。

消除「神經性水腫」的生活習慣❸

早上曬太陽，重設失衡的生理時鐘

早上一起床立刻打開窗簾，讓自己沐浴在晨光中，一早就覺得很舒服對吧？隨著舒爽的心情，也會出現今天一整天充滿活力的幹勁。事實上，**早起立即沐浴在陽光下，對於調整自律神經平衡，消除體內水腫確實極為有效**。

各位有聽過「時鐘基因」嗎？我們體內都有著生理時鐘的機能，生理時鐘周期比二十四小時稍長，進行讓荷爾蒙分泌及新陳代謝順利進行的調節。

不過，由於生理時鐘的周期超過二十四小時，所以我們晚上可能會很晚還醒著，或是用餐時間變得不規律，漸漸使差距增大。因此導致荷爾蒙分泌及新陳代謝惡化，引起水腫、皮膚狀況不佳，嚴重時可能導致憂鬱症。

◆調節「時鐘基因」，強化自律神經的運作

那麼，該怎麼做才能調整生理時鐘差距呢？關鍵就在於我們體內細胞中的「時鐘基因」。**時鐘基因負責管理生理時鐘，早上若是沐浴在陽光下，生理時鐘就能正常運作重新歸零。**

因此，一早起床時，先打開窗簾讓身體沐浴在陽光下，接著喝杯水，吃一根香蕉等分量不要過多的早餐就很完美。這麼一來不僅能讓生理時鐘重新歸零，也能調整自律神經平衡，讓自己渡過有意義的一天。

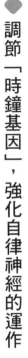

消除「神經性水腫」的生活習慣❹

泡澡水別太熱，避免水腫

你是否有過長時間坐在辦公桌前，或是久站雙腿水腫後，回家泡個澡後就能頓時感到非常放鬆的經驗，泡澡能促進全身血液循環，提高新陳代謝，還可消除疲勞及手腳冰冷，同時能改善水腫。

不過，如果入浴方式不恰當，反而會使水腫更嚴重，也就是必須注意不要長時間浸泡在過熱的水中。一般認為適當溫度是四十二至四十三度，就醫學角度來看其實過熱了；**洗澡水太熱，會急遽刺激交感神經，使血管收縮、血液黏稠，反而造成身體水腫。**由於血管急速收縮，很容易引起高血壓及腦中風，而且泡澡時間過長，容易發生脫水症狀，也要特別注意。

前五分鐘泡至頸部，後十分鐘泡至胸口

最理想的入浴方式，就是以三十九至四十度的溫熱水浸泡十五分鐘最適宜。**建議前五分鐘泡到頸部，剩下的十分鐘則是泡到胸口的半身浴。**這樣的泡澡方式最能夠改善血液循環，而且也不會讓直腸溫度上升過高，讓身體的深部溫度保持在適溫狀態。

泡完澡後，請務必養成喝一杯水的習慣。這樣既能防止脫水症狀，更有助於改善血液循環，同時也能改善腳部水腫、疲憊，讓身體放鬆。同時也能藉著提高副交感神經作用變得順利，擁有品質良好的睡眠。洗完澡後，避免看電視或上網等強烈的光線刺激，在一個鐘頭內上床睡覺是最理想的。

消除「神經性水腫」的生活習慣❺

走路抬頭挺胸，也能調整自律神經

各位平時是否會留意自己走路的方式呢？事實上，光是留意走路的方式，就能有效調整自律神經平衡。理想的走路方式，有四個重點。**第一個重點是「抬頭挺胸」。走路時抬頭挺胸很重要，是因為氣管能因此呈直線，自然能使呼吸更深。**呼吸更深，吸入的氧氣量增加，血管就能因而擴張使血液循環更佳。這麼一來，養分就能輸送到全身細胞。

第二個重點是「以固定節奏步行」。很多人練習運動會中的行進等，都會以「一、二、一、二」的固定節奏來行進對吧？以固定節奏步行，更容易調整自律神經平衡，和抬頭挺胸走路一樣可以改善血液循環。

不過，健走時不需要像運動會行進般，大幅度地擺動手腳。而且，過度勉強加快速度行走呼吸會變淺，反而會使自律神經變得紊亂，所以要注意行走速度。重點是以自然不逞強的速度，以「一、二、一、二」的固定節奏行走。

每天健走二十分鐘，有效消除水腫，幫助瘦身

第三個重點是「昂起頭行走」。昂起頭行走能使呼吸更順暢。而且，視線朝著前方，你能有各種發現：「那裡開了一家新的咖啡廳」、「這個庭院真漂亮」等，也能刺激自律神經。

第四個重點是「安排一段完整的時間健走」。一開始就以過長的時間健走，反而會使自律神經紊亂，所以一開始不妨以二十分鐘為目標。走五分鐘到車站，到站後，下車走十分鐘購物，接著再走五分鐘，**與其採取這樣分散的健走方式，一口氣**

集中一段時間健走，對於調整自律神經更為有益，有效改善血液循環。另外，因為運動效果也能提升，所以不僅能消除身體水腫，也能有助於節食。

「垂著頭、駝著背」是錯誤的健走方式。彎腰駝背的走路方式，使得氣管變窄、呼吸變淺，血流滯礙，自律神經失衡。就像以過快的速度走路，呼吸會變得快而淺，所以不利於調整自律神經。

當心情沮喪時，容易在不知不覺中垂著頭走路，不過，心情越沮喪不安時，越應該抬頭挺胸，放慢腳步行走。讓自律神經得到平衡，就能使思緒冷靜，身心也會更加健康。

消除「神經性水腫」的生活習慣❻

夜晚進行和緩健走，血管更年輕

前面建議過各位想消除水腫，「抬頭挺胸，以固定節奏每次持續走二十分鐘」。

那麼，一天當中哪個時間健走效果最好呢？

一說到健走或慢跑，多數人聯想到的時間大概都是「清晨」吧，的確，在早晨清新的空氣中活動身體，能讓心情愉快。不過，我並不建議一大早運動，因為比較容易受傷。

清晨是一天當中交感神經作用急遽上升的時間帶，血液容易滯流，也會造成血管收縮，當血管收縮，肌肉會變得僵硬，因此容易受傷。

其中尤其必須注意的是慢跑。交感神經興奮的早晨，從事慢跑等激烈運動，更容易使交感神經佔上風，血壓急遽上升，因而很容易引起昏倒。尤其是平常沒有從事或不習慣激烈運動的人，請避免清晨慢跑。

飯後健走，能提高睡眠品質，消除全身痠痛

事實上，清晨是一天當中大腦最活躍的時間。所以與其利用這段時間從事激烈運動，帶著疲憊的身體面對工作，不如利用這段時間激發創意，或是學習語言等大腦的活動，更有效地利用時間。

那麼，什麼時候運動最理想呢？**建議在晚餐後到就寢前一小時運動。而且不是慢跑等激烈運動，而是以悠閒散步的速度，二十～三十分鐘的步行最為理想。**或許有人認為：如果晚上睡覺前運動，會使交感神經作用提升導致失眠。其實不需要擔

心，如果是慢跑等激烈運動，確實有可能使交感神經上升，興奮而睡不著覺。但是，輕鬆的健走運動，反而能使血液循環順暢，消除一整天的疲勞，帶來品質良好的睡眠。而且，由於適度的運動，能促進褪黑激素等熟睡荷爾蒙的分泌，所以能夠一夜熟睡。

尤其是白天長時間久坐或久站的工作，一整天必須保持固定姿勢勞動的人，夜晚從事健走等緩和運動，能改善血液循環，消除一整天的疲乏。同時，**由於血液順暢地輸送到全身，腳部水腫及肩頸痠痛、手腳冰冷也能因而改善**。平時不常運動的人，務必在晚飯後到就寢前一小時，養成健走的習慣吧！

消除「神經性水腫」的生活習慣❼

一夜好眠，讓你更容易瘦下來

前面提到如何啟動一天開始的重要性，其實想讓身心健康，擁有「品質良好的睡眠」也非常重要。由於工作或育兒造成持續睡眠不足時，無法專注於眼前的工作，莫名地感到焦慮煩躁，身心出現各種不良狀況等經驗，相信多數人都曾有過。

而且，**當長久持續睡眠不足，副交感神經作用下降，腸道作用變差，使得血液黏稠時，就會形成容易水腫＝易胖體質**。其中又以熬夜最糟。熬夜會一口氣破壞自律神經平衡，使得身心表現能力下降。熬夜不僅會使身心俱疲，副交感神經作用隨之下降，血液循環也會變差，連大腦作用都跟著遲鈍。

睡前避免刺激活動，就能一覺到天亮

從傍晚到深夜這段時間，就是副交感神經作用升高的時間。因此，**無論如何都要注意在夜晚提升副交感神經作用，設法讓自己擁有品質良好的睡眠**，重點就在於「放鬆」。尤其是睡前一小時，儘量避免刺激神經的活動。

例如觀賞容易興奮的恐怖電影、太過感人而號啕大哭的愛情連續劇、聆聽搖滾音樂、長時間上網、和朋友講冗長的電話抱怨個沒完沒了等，這些行為都會刺激交感神經，使副交感神經作用下降，使你無法安眠。

另外，強烈的燈光照明激烈運動，也會刺激交感神經並非好事。因此，**睡前一小時儘可能聆聽和緩的輕音樂，使用間接照明，在寧靜光線稍暗的環境下，就容易擁有品質良好的睡眠。**

消除「神經性水腫」的生活習慣❽

「深沉睡眠」是代謝良好的關鍵

不論睡了多久，隔天還是覺得好累；相反的，有時只睡了四、五個小時，但疲勞卻一掃而空，身體輕盈。你是否有過這樣的經驗呢？

就算睡眠時間再長，也未必是品質良好的睡眠。根據研究，**最佳睡眠時間是六～七小時，不過，即使睡眠時間更短，只要品質良好，就能充分消除疲勞，我將這種情況稱為「放鬆型睡眠」**。另一方面，由於承受過多壓力，因為有煩惱或有心事，以致輾轉反側或是淺眠，一個晚上醒來好幾次，無法熟睡，再怎麼睡都無法消除疲憊感，這樣的睡眠稱為「緊張型睡眠」。

◆交感神經高亢，是愈睡愈累的主因

「放鬆型睡眠」和「緊張型睡眠」的差異是什麼呢？「緊張型睡眠」是因為壓力或有心事，以致就寢前交感神經作用過高而引起的。即使躺在床上，身心仍處於興奮狀態，怎麼也睡不著，或是好不容易睡著，睡眠卻很淺。

另外，**由於交感神經作用升高，睡著了血管仍然處於收縮狀態，所以睡到隔天早上醒來仍覺得疲憊不堪。**不論睡了幾個小時，仍然覺得睡眠不足，因此，無論從事任何活動都無法專注精神，肌膚失去彈性、毛髮失去光澤、血液循環變差，容易發生水腫或肩頸痠痛。

相反的，「放鬆型睡眠」則是就寢前副交感神經順利地處於高昂狀態。就像汽車的剎車般，當身體處於放鬆狀態時，副交感神經作用升高，所以能夠帶來良好的深沉睡眠。處於「放鬆型睡眠」時，睡著時副交感神經活潑，因此腸道也能順暢、代謝良好，形成不易水腫的體質。由於改善血液循環，肌膚及毛髮都能健康又美麗。可以說「放鬆型睡眠」百利而無一害。

白天健走，可促進褪黑激素分泌，擁有深沉睡眠

那麼，該怎麼做才能擁有「放鬆型睡眠」呢？重點可以分為兩大項。**第一項是「睡前的作息」。**就如我一再重複的，睡前處於極度興奮的狀態、情緒過度激動，就會使交感神經興奮而落入「緊張型睡眠」。因此，入睡前儘可能避免刺激交感神經，是擁有放鬆型睡眠的要訣。

擁有「放鬆型睡眠」的另一項重點是「白天的作息」。想得到品質良好的睡眠，白天應有適度的運動。白天如果有適度運動，能促進大腦分泌「血清素」。這麼一來，夜裡就能因為血清素而誘使大腦分泌有助於睡眠的褪黑激素，因而擁有放鬆型

睡眠。

白天的適度運動時間約為二十至三十分，建議從事健走運動。前面提過夜間健走可以消除水腫，為了擁有良好品質的睡眠，不妨白天健走。**這時候，建議健走時不要同時聽音樂或玩手機，而將思緒專注在健走。不需要逞強加快速度**，只需以輕鬆的步伐健走即可。白天專注精神地健走，能促進夜晚的褪黑激素分泌，而擁有品質良好的深沉睡眠。

消除「神經性水腫」的生活習慣❾

每天做「一二呼吸法」，有效消水腫

近年來有關呼吸法的相關資訊特別多，以緩慢而長的呼吸來鍛鍊深層肌肉、打造代謝良好的節食法、腹式呼吸、胸式呼吸、丹田呼吸等。不過，各位或許也有類似的經驗，如果方法過於複雜時，反而注意力完全集中在呼吸的方法，使身心反而處於緊張狀態，以致破壞自律神經平衡。這麼一來，刻意練習呼吸方法，卻完全沒有達到預期效果。

我建議的呼吸法很簡單，基本重點只有「一吸二吐」。**我稱它為「一二呼吸法」**。**一是吸氣三～四秒鐘；二再以倍數緩慢吐氣六～八秒**。尤其是吐氣時要專注，儘可能緩慢而長。因為緩慢吐氣有助於提高副交感神經作用。

「鼻腔呼吸」能阻擋空氣灰塵及病菌，提高自律神經效能

「一二呼吸法」不論是站著或坐著都能練習，上下班途中或工作當中片刻休息的時間，任何時刻都可以輕鬆練習。每天練習「一二呼吸法」三分鐘，這麼一來，就能使原本習慣的淺短呼吸改為深長呼吸，自律神經將有脫胎換骨般的改變。而且，我開設的「便祕門診」許多患者也表示，每天持續練習三分鐘，就解決了便祕問題。

順帶一提，**鼻腔呼吸比口腔呼吸更佳，因為鼻腔黏膜及鼻毛能阻擋空氣中的灰塵及病菌。不過，要是太刻意一定要用鼻腔呼吸，反而會使自律神經失衡**，所以練習「一二呼吸法」時，不論是鼻腔呼吸或口腔呼吸都可以。

消除「神經性水腫」的生活習慣⑩

運用「香氣」排水毒，療癒身心

近年來不論在百貨公司或精品店、家居用品店等，都能買到香氛精油或精油蠟燭等。相信很多人一定也有在繁忙的一天結束後，回到家中運用香氛使心情得到舒緩放鬆的經驗。**經實驗證明，讓心情舒緩的香味，的確有助於提高副交感神經作用，讓自律神經得到平衡。**

當我們聞到怡然的香味，意識就會在瞬間朝向香味。或許有人認為意識朝向香味，中斷專注力不是一件好事，但事實並非如此，過度專注才會破壞自律神經平衡。

◆「柑橘類」香氛精油可助代謝，消除水腫

當我們過度專注時，很容易使呼吸變得短而淺，交感神經作用將因此提高，使得自律神經失衡、血液流動滯礙。結果導致情緒焦躁、無法冷靜判斷，無法發揮身心原本的實力。

在這樣的時刻，**聞一聞讓心情舒適的氣味，專注力及緊張的情緒能獲得舒緩，呼吸也能變得緩慢而深沉，使副交感神經作用提高，改善血液循環，乾淨的血液輸送到全身。**

運用精油或線香，聞到怡然的氣味而讓心情放鬆，是因為當自律神經平衡，荷爾蒙及體溫也能因此穩定。建議各位可以隨身攜帶讓心情舒適的香水。想轉變心情，讓心情放鬆時，只要噴一點喜愛的香水，就能調整自律神經。

我習慣在辦公場所放幾種喜愛的香水。而且時常會噴一點讓身上有不同的香味。**像這樣根據不同的心情，有意識地去改變香味，能刺激自律神經，提高身心的表現。**

精油的種類五花八門，如果不知道該挑選哪一種氣味，建議可使用柑橘系列。

根據我的研究，柑橘系的香氣，有助於調整自律神經平衡，促進血液循環的效果。

消除「情緒性水腫」的生活習慣❶

放慢生活步調，身體不再鬧水災

各位都是以什麼方式來揭開每一天的序幕呢？是不是有很多人早上都睡到不得不起床才一躍而起，慌慌張張地準備上班，連早餐都來不及吃就飛奔而出。**早晨的作息，對於一天是否過得充實有意義，非常重要。若說早晨的作息決定了一天的好壞，一點也不誇張。**

早上匆忙地度過，該帶的物品沒帶、坐車睡過站、記錯約會時間等各種失誤，這是因為在意時間而焦慮，使自律神經失衡，引起情緒水腫所導致。事實上，自律神經平衡最容易受到精神狀態影響。情緒處在興奮、緊張、不安時，交感神經作用升高；處於從容、安心時，副交感神經作用上升。

因為情緒焦慮不安而容易失誤，是因為交感神經受刺激而血液循環不佳，身體的表現達不到應有的水準，使得大腦的作用也開始不靈活。而且，由於自律神經的狀態容易持續不變，當早上的自律神經失衡時，容易造成一整天都煩躁不安，工作效率也無法提升。

早晨正是你的「美容」時間

因此早晨的作息十分重要，關鍵字是「慢慢來」。只要每天早上一切的準備工作，隨時提醒自己「慢慢來」就可以了。**就算只是半個鐘頭也好，提早起床，從容地享用早餐、慢慢地刷牙、慢慢地準備出門工作，光是這麼做，就能讓這一天都有好**

的發展。這是因為從容不迫地採取行動，能使呼吸平穩，平衡自律神經，改善腦部及腸道機能，身心表現都能提升。

因此，先試著比平時提早三十分鐘起床吧，這麼做不僅能讓你一天從美好的早晨展開，身體不再動不動就覺得累，水腫也能跟著消除，並且擁有美麗的肌膚及秀髮。只要提早三十分鐘起床，先喝一杯溫水，悠哉地享用早餐，慢慢地刷牙就好。雖然這些動作都很簡單，但能以從容的步調度過早晨，正是消除「情緒性水腫」，美麗變身的捷徑。

消除「情緒性水腫」的生活習慣❷

調整自律神經，首重「時間管理」

心情焦慮不安、自律神經失衡、血液循環變差時，身體就容易水腫。因此，我建議採取任何行動時，都應該保有「彈性三十分鐘」。如果三十分鐘很困難，十分鐘也沒關係。

上班或與客戶約訪、和朋友或情侶的約會等，**不論任何時刻都讓自己保有十分鐘的彈性時間，這樣就能防止發生「情緒性水腫」**。相反的，如果總是習慣火燒眉睫才要行動，原本芝麻大小的問題，也有可能演變成大失誤或意外。只要保持十分鐘的彈性，「從容地」行動，呼吸節奏就能減緩，副交感神經的作用也能升高，藉由自律神經得到平衡，就能防止水腫。

消除「情緒性水腫」的生活習慣❸

從容地說話，預防自律神經失衡

各位平時是否曾留意自己說話的速度？以往不曾留意這一點的人，是否曾經感受到：說話不慌不忙的人，較能給人信任感及說服力？相反的，說話像機關槍的人，往往令人覺得不太能夠信任？為了防止「情緒性水腫」，讓身心都健康，希望你隨時提醒自己「從容地說話」，因為說話的速度也會影響呼吸及自律神經。

時常提醒自己說話不疾不徐，就能使呼吸安定。緩慢地深呼吸，能夠提高副交感神經作用，讓自律神經平衡。於是，乾淨的血液就能被運送到細胞的每個角落，不僅能消除水腫，同時也能使自我表現更加出色。

而且，若是能時常提醒自己不疾不徐地說話，就能把自己想表達的事更清楚地傳達給對方。說話不疾不徐的人之所以令人信服，就是因為這個因素。因此，只要平時就注意講話從容不迫，重要的商業談判、簡報、會議等場合，一定能順利進行。

相反的，**機關槍式的說話方式，會使呼吸短淺，自律神經失衡。**如同第二章所提，自律神經平衡的好壞會傳染給周遭的人，聽者的副交感神經作用也會跟著下降。所以難以信任說話急促的人，就是這個緣故。為了防止水腫，讓呼吸穩定，調整自律神經平衡，平時說話時多留意「從容不迫」非常重要。

消除「情緒性水腫」的生活習慣❹

想消除虛胖，三餐一定要「慢慢吃」

你是否有過工作忙碌時，不知不覺就在用餐時囫圇吞棗的經驗，用餐時過度匆忙，對身體也會帶來不良影響。這是因為匆忙進食會使自律神經失衡、血液循環不佳，原本應該運送至全身細胞的養分，不斷流向皮下脂肪及內臟脂肪囤積下來。換句話說，就是會造成易胖、身體容易水腫的狀態。

近年來盛行的各種美容方法，都會強調「細嚼慢嚥」，成為令人注目的瘦身方式，這個方法對於消除水腫也非常重要。用餐時，**如果能「從容地細嚼慢嚥」，由於臉上的肌肉也能充分運動，進而能提高副交感神經作用。**

細嚼慢嚥能幫助瘦身，腸道更健康

另外，由於充分咀嚼食物的節奏，同樣能提高副交感神經作用，讓自律神經得到平衡。這麼一來能改善腸道環境，當然便祕的問題也能消失。此外「從容地細嚼慢嚥」還能防止暴飲暴食。

「細嚼慢嚥」能提升腸道作用，養分及水分能確實運送至全身細胞，養分在細胞中成為能量消耗掉，因此不易在體內囤積成多餘的脂肪，就會變成「怎麼吃都不會胖」、「不需要特地減肥也能瘦下來」的易瘦體質。而且，由於改善血液循環，因此也能消除身體虛胖的困擾。

換句話說，「從容地細嚼慢嚥」是健康美麗不可欠缺的要件，希望你從今天開始用餐時就能養成細嚼慢嚥的習慣。

消除「情緒性水腫」的生活習慣❺

常說「您先請」，平撫焦慮心情

有一句話能協助你平時養成從容不迫地行動、說話，再加上細嚼慢嚥的習慣，調整自律神經平衡，具有魔法的一句話就是「After You您先請」。

這句話是我在英國留學時，在各種場合都會聽到的一句話。比方說搭乘交通工具或電梯、餐廳等，我還記得當時聽到英國人這麼說，就會覺得非常感動：「好優雅的文化」。

很可惜的是近年來在日本反而很少聽到有人說「您先請」。不過，我很希望各位能夠更頻繁地對他人說出這句話。

例如，上下車時，說聲「您先請」，心情就能稍微和緩多了，同時，原本焦慮煩躁的情緒也能輕鬆多了。這時候，「情緒性水腫」就會消失無蹤，自律神經也能獲得平衡。而且，由於自律神經的平衡會感染，所以周遭人的自律神經也能因此改善。

像這樣從平日就養成開口「您先請」的習慣，自然而然能使笑臉散播給更多人，相信你周圍的環境，就能驚人地往良好的方向轉變。

消除「情緒性水腫」的生活習慣❻

凡事愛抱怨，會讓血液變黏稠

現代社會中，許多人都累積了相當大的壓力，例如工作壓力或人際關係、和小孩同學的媽媽間的溝通等，當一再累積壓力時，就忍不住想要抱怨，向家人或朋友傾吐過後，心情就會非常輕鬆。偶爾抱怨沒關係，如果一天到晚發洩不滿，交感神經作用升高，就會使自律神經失衡，平時就要多加注意。

覺得有壓力時，我們的體內會分泌腎上腺素。當分泌腎上腺素時，身心會處於興奮狀態，使得交感神經作用升高，血液循環惡化。**血壓及心跳加快，血液變得黏稠，因而形成水腫＝易胖體質。**

一般人可能會認為為了消除壓力，不要累積在心裡，發洩出來比較好，然而如果一天到晚都在抱怨，說出的話就會成為導火線，分泌大量腎上腺素，以致血液流動更差陷入惡性循環。長久持續這樣的狀態時，將會導致食欲不振及失眠等精神方面的狀況，甚至可能發生心肌梗塞等重大疾病。

常說謝謝，有效消除壓力

那麼，感到有壓力時，應該怎麼辦呢？我個人在出現壓力時，反而會說一些正面的言語。以下介紹兩句我大力推薦的句子。

第一句是「謝謝」。大概沒有人在聽到對方說「謝謝」時，覺得心情很糟的。一句「謝謝」就能讓周圍的人覺得開心，所有的人自律神經平衡也都能自然獲得調整，就如我先前說的，自律神經的平衡有感染性，所以只要周圍的人自律神經平衡，你的自律神經也能相對地改善，血液循環會更理想。

另外一句話是「Take it easy放輕鬆」。這句話不妨在覺得有壓力時說給自己聽，在心中默念「Take it easy」，能紓緩緊張，呼吸更加沉穩，自律神經就能得到平衡。

話雖這麼說，光憑一個人獨自努力，將使得自律神經失衡，這並不是好事。所以偶爾發發牢騷沒關係，但如果這樣仍無法消除壓力時，**不妨試著將壓力造成的原因，全部寫在紙上。**再用編號標示出希望解決的先後順序，這麼一來，心態就能變得更積極，也有助於引導自律神經的平衡。

消除「情緒性水腫」的生活習慣❼

隨時深呼吸，消除負面情緒

煩躁、焦慮、不安、憤怒、緊張、嫉妒等負面情緒，是破壞自律神經平衡的敵人。例如，被時間追著跑而感到焦慮時，體內的交感神經呈絕對優勢，使得血液循環惡化，不僅容易造成水腫，更有招致重大疾病上身的危險性。這類負面的情緒，帶來全是不利的影響，可說有百害而無一利。

像這些負面的情緒如果放任不管，將會使自己不斷陷入負面循環，負面的情緒不斷擴大。因此，**若是心中浮現煩躁、焦慮、不安、憤怒等情緒時，不妨試試看前面介紹的「一二呼吸法」，如果做不到，就試著先大大的深呼吸。**

這麼一來，透過深呼吸，能使因為煩躁或憤怒而滯留的血液流到細胞的每一個角落，這些負面的情緒將逐漸平衡，不久你的呼吸將會更安定，情緒也自然而然地平靜下來。

「煩躁、不安的時候就深呼吸」，當負面情緒浮現時，記得先深呼吸，就能冷靜地判斷，不會造成麻煩或失誤。另外，平時容易感到焦慮，以及心情容易沮喪的人，不妨試著自我分析：「什麼時候容易煩躁、容易焦慮？」**因為透過事前分析，能在處於該情境時，較能避免陷入不當的情緒。**如果無法避免陷入負面情緒，記得立刻深呼吸加以調整，常保自律神經平衡狀態。

消除「情緒性水腫」的生活習慣❽

寵物可療癒心靈，讓身心更健康

你是否有過這樣的經驗：工作了一整天回到家筋疲力盡時，因為和寵物的互動而使得煩悶的心情一掃而空，頓時覺得愉悅而開朗？或許很多人都聽過「治療犬（Dog Therapy）」或「動物協助治療（Animal Assisted Therapy）」。近年來，在醫療或看護時，利用動物協助治癒疾病的效果備受注目。

事實上，**和貓狗等寵物的接觸，確實有助於平衡自律神經**。動物天真活潑的模樣，十分可愛，而且還能使心情放鬆。因此，自然能輕鬆呼吸，有助於提高副交感神經作用。

另外，透過和動物接觸，能分泌名為「幸福荷爾蒙」的血清素，緩和陷入煩躁或沮喪時的情緒，讓身心平靜。寵物種類並不限於貓或狗，黃金鼠、兔子等，只要是你認為可愛的動物，任何種類都可以。**沒有飼養寵物的人，也可以藉著觀賞可愛動物的照片或影片，來刺激副交感神經的作用。**

工作煩躁或是心情沮喪時，透過與可愛的寵物相處，一起外出散步，或是和小動物一起玩耍，就能讓心靈感到療癒及溫暖。這麼做就能促進副交感神經作用，讓血流更順暢，幹勁及專注力也能提升，同時也能預防水腫、手腳冰冷及肩膀痠痛。

消除「腸道水腫」的生活習慣❶

每餐七分飽，瘦身效果加倍

現代社會充斥著各種五花八門的減肥法，一天只吃一餐、單一食物減肥法，或是不吃特定食物等瘦身法，許多女性都應該嘗試過。的確，不吃就能減重，不過，極端的飲食限制，可怕的後遺症就是「復胖」。因為就算減輕了一點體重，只要一回復減重前的生活，就會立刻恢復原先的體重。**為了變得健康美麗的瘦身基本原則，最重要的就是「早、中、晚都要正常進食」**。

我推薦各位一天三餐的原因，是因為進食是對腸道的重要刺激，藉著給胃部某個程度的水分，給予腸道適當刺激促進良好的作用後，副交感神經作用就能升高，吸收的養分不是形成脂肪，而是確實輸送到細胞，因此能有效消除水腫，真正達到治本的效果，打造易瘦體質。

嚴禁極端的飲食法，正常進食才能消除虛胖

不過，由於現代人多數運動量不足，一天攝取三餐的後果，確實有可能因為營養過盛而肥胖。因此我建議想吃的食物，只需攝取七分飽即可。用餐次數不需要減少，只需注意每餐攝取的分量，以七分飽為原則，一天照樣吃三餐就能自然地瘦下來。剛剛提到飲用水或茶也可以，不過，還是吃點固體食物是最理想的。因為進食的時候，**體溫會上升，口腔運動及咀嚼都有利於刺激腦部，也能達到讓情緒平靜的效果。**

「攝取想吃的食物」原因也在於**若要使自律神經平衡，瘦得健康而漂亮，應該「愉悅地進食」**。減肥方法中有持續只吃蘋果或香蕉的方法，但是勉強忍耐造成的壓力，會導致自律神經紊亂，反而容易發胖。

因此，想要調整自律神經平衡、刺激腸道、從根本改變成易瘦體質，「一天攝取三餐」、「攝取想吃的食物，愉快進食，只吃七分飽」是非常重要的。

消除「腸道水腫」的生活習慣❷

均衡攝取蛋白質，避免全身水腫

節食減肥的人當中，可能有許多人認為「吃肉就會胖」，不過，這是天大的誤會。肉類中所含的蛋白質，是製造細胞必要的物質，是非常重要的食物來源。長期不攝取魚、肉、蛋的極端節食方式，**將導致蛋白質不足，「白蛋白」量降低，因而使得要擠壓細胞與細胞間空隙水分到血管的壓力減弱，以致水分積聚造成水腫。**

白蛋白是血液中大量含有的蛋白質之一，負責輸送胺基酸或脂肪酸等養分到細胞，以及調整血液中的滲透壓。所謂「滲透壓」就是把水分從血管送到各細胞，或是相反的把水分擠壓至血管的壓力。

攝取蛋白質卻導致水腫，代表可能有潛伏性疾病

許多年輕女性常會發生白蛋白量降低而形成水腫。如果是白蛋白過低而使身體水腫時，養分會不斷流向皮下脂肪，反而形成易胖體質。**充分攝取魚、肉、蛋，卻發生全身水腫的狀況，很可能是因為肝臟及腎臟有潛伏性疾病**。

因為白蛋白是以食物中含有的蛋白質在肝臟中製造，在腎臟中過濾，所以如果充分攝取蛋白質，白蛋白濃度卻過低，就有可能是肝臟或腎臟的疾病。水腫症狀難以痊癒時，建議前往專門醫療檢查就醫。

消除「腸道水腫」的生活習慣❸

想消除虛胖，一定要吃早餐

很多人沒有吃早餐的習慣；因為想多睡幾分鐘，所以寧可不吃早餐的人應該也很多，不過一天三餐中，希望你務必不要省略「早餐」。

因為早餐是一天的腸道及自律神經平衡最重要的關鍵。**藉由早餐的攝取，能使副交感神經作用上升，而達到調整自律神經的平衡。同時也能因此改善血液循環，讓身體處於不易水腫的狀態**。

不過，也不是說因此就要攝取大量早餐。除了上午就開始從事體力勞動的人以外，早餐只要稍微攝取就可以了。否則早餐吃得過多，為了消化吸收而使血液大增，流往腦部的血液相對減少，這樣反而會使工作品質下降。

順帶一提，我的早餐都只有一杯水、一根香蕉及一片麵包。香蕉是非常理想的早餐選擇。因為再怎麼忙碌也能方便食用，營養也十分足夠，**香蕉富含的鉀，具有排出體內多餘水分的作用，同時有助於整頓腸道環境。**

消除「腸道水腫」的生活習慣❹

選擇適合腸胃的優格，打造瘦體質

來我便祕門診的患者，我一定會大力推薦的食品是「優格」。優格是非常好的整腸食品，對於消除水腫，打造易瘦體質也非常有效。

優格中的乳酸菌具有整頓腸道環境，促進排泄的作用。當腸道環境改善，自律神經失衡也能改善，體內流動的血液自然會變得乾淨。因此能使水腫消失，身體變成易瘦體質，不再容易感冒，改善手腳冰冷等。

現在市面上販售的優格種類很多，各位請先確認自己適合哪一種優格。**如果吃了優格後，肚子持續三至四天以上腹漲的症狀，就是其中含有的乳酸菌不適合自己**

的腸道，應該更換其他品牌。

選擇適合自己的優格後，每天攝取一百至兩百公克。優格可以搭配能增加乳酸菌數的寡糖、礦物質豐富具整腸作用及消除疲勞、抗菌、消毒作用的蜂蜜食用。混合食物纖維豐富的奇異果一起食用，效果更佳。建議可作為早餐或晚餐後甜點，積極攝取優格。另外，近年來很流行在家中製作蔬果汁，建議可以搭配優格、蜂蜜、寡糖食用。

◆想消除水腫，自製優格飲最好

○蘋果香蕉纖果優格（兩人份）

蘋果（一個）、香蕉（一根）、奇異果（一個）、優格（兩百克）、蜂蜜（一小匙）、水（依個人喜好添加），全部放入果汁機打勻即可。

◯小松菜香蘋整腸優格（兩人份）

蘋果（一個）、胡蘿蔔（一根）、香蕉（一根）、小松菜（半把或三～四株）、優格（兩百克）、蜂蜜（一小匙）、水（依個人喜好添加），全部放入果汁機打勻即可。

◯蜂蜜黃豆健胃優格（兩人份）

優格（兩百克）、黃豆粉（兩大匙）、蜂蜜（一小匙）、水（依個人喜好添加），全部放入果汁機打勻即可。

消除「腸道水腫」的生活習慣❺

每天只做兩件事，七天瘦三公斤

工作忙碌之際，沒有時間吃中餐，或是很晚才吃晚餐，飲食生活容易變得不規律，明知睡前吃東西會發胖，仍然無法餓肚子而吃下大量宵夜。但是，吃飽後立刻睡覺會使血糖值無法充分下降，很容易囤積脂肪。

此外，吃飽後就睡覺，自律神經也很容易失衡。我們的身體當中，攝取食物時興奮模式的交感神經會變得活潑，吃飽後則是放鬆模式的副交感神經逐漸處於優勢，負責消化吸收的腸胃積極發生作用。腸道在用餐後充分吸收食物需要三小時，因此，儘可能設法維持吃飯到睡覺前要有三個鐘頭的時間。

八點前吃晚餐、每天勤喝水，遠離水腫、肥胖

最近我徹底實施在晚上八點前吃晚飯的習慣。同時，在辦公桌及公事包裡準備礦泉水，**光是勤勞喝水就讓我在一星期內減重三公斤**。工作忙碌時，或許要在八點以前用餐有些困難，不過請大家盡量養成在睡前三個鐘頭前吃晚餐的習慣。

有人因為工作的緣故，吃飯的時間會很晚，這種情況下，不妨注意調整一天的攝取量＝總卡路里。例如因為工作回家較晚時，中午確實吃飽，晚上不要吃太多，或是晚上和同事、朋友一起用餐時不要攝取過多食物，注意整體卡路里的平衡，如此一來，不會過度逞強，也能在享受用餐的樂趣中成功瘦身。

第4章

按摩・漢方・飲食，天天都能做的消水腫強化對策

「一個動作」，消除雙腳水腫

長時間久站或久坐的人，一定都有「腳部水腫」的煩惱。一到傍晚就覺得雙腳硬梆梆，靴子的拉鍊拉不起來，雙腳嚴重的沉重感令你感到痛苦難忍。如同第一章提到，水腫是因為血液循環不良而引起，而距離心臟最遠的雙腳，由於血液容易滯留，比身體其他部位更容易發生水腫。

尤其隨著年齡增長，**小腿肌肉持續力跟著衰退，使靜脈血液往心臟推送的「肌肉的幫浦作用」弱化，因而更容易水腫**。自覺「從年輕時起腳部就容易水腫」的人，或許正是小腿肌肉衰弱的緣故。

給雙腳適度壓力，能舒緩下肢浮腫

這種狀況建議可以穿上更窄一點的靴子，給予雙腳適度的壓力，協助肌肉施壓的效果較好。近年來市面上也有販售刻意壓迫腳部，預防水腫的「彈性壓力襪」。這些彈性襪在壓力強度或形式上種類繁多，雙腳有水腫問題的人，不妨可以選購。

在此介紹一個簡單動作，就是「用手握住腳踝前後搖晃」。詳細說明可參考第五章的消水腫體操，只要做這個動作，就能改善腳部血液循環，消除水腫。由於能同時提高副交感神作用，代謝力也會提升，變成易瘦體質。回家後及工作空檔的休息時間也不妨一試。

穿對色彩，可刺激自律神經、增加能量

許多女性會藉由改變髮型、指甲油的顏色來調適心情，事實上，裝扮確實具有調整自律神經的力量。改變髮型或是穿著都能讓心情開朗，是因為外表的變化肉眼可見，容易有真實感，而受到外觀的刺激，能同時促進交感神經及副交感神經的作用更加活躍。

即使不改變髮型，也可以透過改變服裝或飾品，讓自律神經更活躍。例如改變衣服的顏色。「紅色」具有讓身心更高昂的作用，你的心情能更積極正面，幹勁及食慾也能提升。當心情比平時低落或沒有幹勁時，不妨嘗試以「紅色」來打扮自己。

相反的，想抑制興奮作用則是使用「藍色」，藍色有助睡眠，不妨在就寢時穿上藍色睡衣。不過，挑選顏色時，只要心裡感覺有一點不舒服或不對勁，就不要使用那個顏色。

壓力大時，請避免穿著色彩鮮艷的衣服

例如，心情沮喪時，就不必要勉強穿色彩明亮的衣服，因為刻意逞強反而會破壞自律神經平衡。最重要的是，選擇讓自己舒適的衣服色系。覺得沮喪時，穿著紅色衣服能使心情更開朗，是因為當時紅色適合你。不要逞強的意思就是不希望你選擇束縛身體的裝扮。**因為忍耐著被束縛的狀態，將會破壞自律神經平衡，血液及淋巴循環會跟著惡化，也是形成水腫的原因。**

其中尤其是束縛住腰部或大腿的衣服，會使下半身血液循環停滯，以致引起腳

部水腫。選擇顯瘦牛仔褲或內搭褲時，注意避免大腿及腰部過緊，選擇具有彈性，且穿上時能感到舒服自在的款式為佳。

不過，腳踝或大腿有適度壓力，能促進血液循環及彈性襪或彈性絲襪，具有預防腳部水腫的效果，**彈性襪或彈性絲襪建議在腳部水腫前，一大早就穿上效果較好。**

另外穿上高跟鞋時，雙腳也很容易水腫，所以在上下班及公司裡，建議穿著平底舒適的鞋子，工作外出時才穿高跟鞋。飾品可以搭配裝扮加以變化，對於讓心情開朗效果很好，利用多樣的飾品能讓自律神經更加活躍。

規律性的搖滾樂，能安定自律神經

「失戀的時候，聆聽悲傷感人的音樂，心情反而能放輕鬆」、「煩躁時聽古典樂能使心情平靜下來」這些經驗，相信每個人多少都曾體驗過。音樂對於自律神經有很大的影響，控制血液循環及呼吸、內臟器官的司令塔自律神經，位於腦部的下視丘。聆聽音樂時，經由下視丘能夠影響自律神經。

那麼，想要調整自律神經平衡，改善血液循環，預防水腫，該聆聽哪個領域的音樂較為合適呢？或許很多人以為「α波」等放鬆的音樂較好，其實錯了。或許答案會令你意外，**「搖滾樂」更有助於自律神經平衡。這是因為搖滾樂規律性的節拍，對於穩定自律神經具有很好的效果。**

規律的音樂節奏，是最好的「自律神經調節器」

因此，在心情煩躁焦慮時，不是選擇聆聽療癒的音樂，而是節奏規律的搖滾樂，更能使心情平靜下來。不過，當心情沮喪、憂鬱之際，勉強自己聆聽開朗激烈的音樂，反而會造成壓力。所以就像前面說明的裝扮一樣，**選擇當下想聽的音樂，或是聽了覺得舒適的音樂是最好的**。

另外，「和回憶有關的音樂」也能安定自律神經。和回憶有關的音樂，通常都是在每天過得充實的時期所聆聽的音樂。相信各位心中一定也有幾首和青春時期回憶有關的音樂，聆聽這些音樂時，能喚醒你愉快充實的回憶，自律神經平衡也能得到平衡。順帶一提，真正想集中精神時，節拍器的效果比搖滾樂更好。以固定速度反覆「卡、卡、卡……」規律的節拍，能有效平衡自律神經，也能提高專注力。

按摩淋巴能促進代謝，排除老廢物質

相信讀者們應該都聽過「淋巴按摩」消除水腫及減肥效果很好，「淋巴」究竟是什麼呢？我們的體內全身都布滿了網狀般的「淋巴管」，透過動脈將水分及養分輸送到全身細胞後，多餘水分及不需要的代謝物質，進入淋巴管成為淋巴液。體內的淋巴管，隨著不斷會合而愈來愈粗，最後在頸部一帶與靜脈合流而回到心臟。淋巴管中途是「淋巴節」如同過濾器，具有淨化淋巴液的效果，像這樣淋巴管和淋巴節統稱為「淋巴系統」。

另一方面，靜脈也負責回收細胞利用過後的體液，經由動脈被送到各細胞的體液，水分及養分在各個細胞被使用後，透過靜脈及淋巴管回收，回收比例靜脈佔百分之九十，淋巴管佔百分之十。

動脈、靜脈、淋巴管之間的關係，常被比喻為「洗手槽」。請參考下頁圖片，如果以洗手槽來說，水龍頭是動脈、排水管是靜脈、側溝則是淋巴管。洗手槽中囤積的水幾乎都是從排水管（靜脈）排出，不過，當洗手槽積滿水，超過一定水位時，就會從側溝（淋巴管）排出，以避免水整個滿出來。

以洗手槽來說，當水位上升，**水聚積在細胞與細胞間，淋巴管平時並未發生作用，不過，當水分聚積而形成水腫時，淋巴管就會立即啟動，以消除水腫現象。**只不過，淋巴管雖然對於預防水腫發揮一定的效果，畢竟只是輔助而已。經細胞使用後的體液百分之九十由靜脈回收，所以，先讓靜脈的血流順暢極為重要。

動脈、靜脈、淋巴管的主要任務

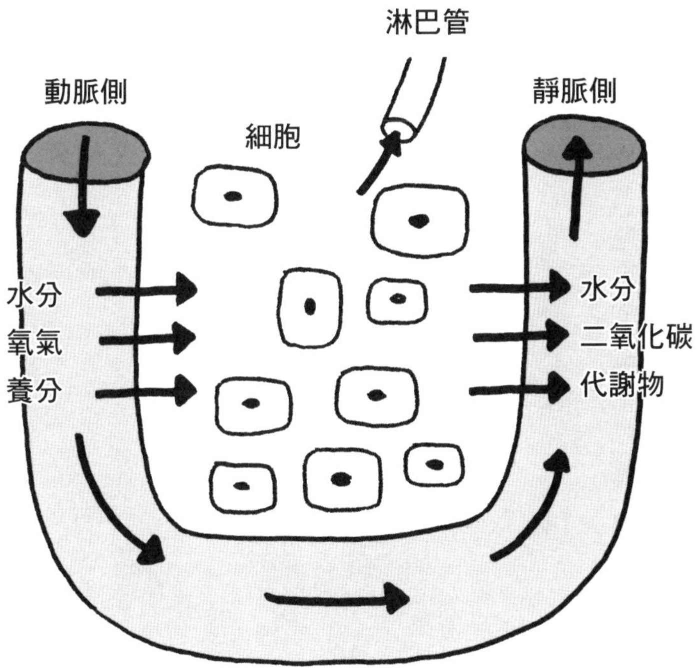

依序按摩淋巴，可消除內臟脂肪

在此介紹淋巴基本按摩的方法，淋巴循環是在頸部一帶與靜脈合流。換句話說，這裡是淋巴的出口。**如果水管的出口阻塞，水就無法流出，淋巴若是出口有滯留問題，不論腳部怎麼按摩也無法改善循環**，因此，一開始先按摩「脖子根部」。其次，淋巴管是由脖子根部沿著脊椎往下，稱為「深層淋巴管」，因為在身體內部，**無法直接以手按摩，所以透過深呼吸來刺激淋巴循環**。

淋巴管接著是由脊椎通過大腿，然後擴散至腳尖。所以先深呼吸以後，接著開始按摩並刺激大腿。**最後從腳尖往心臟方向，輕柔地搓揉雙腳肌膚**。淋巴管的位置就在肌膚下方，所以不需要用力按摩。

淋巴按摩法的四步驟

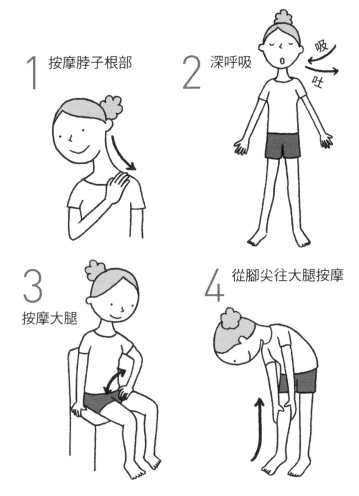

洗澡或就寢前，在放鬆的狀態下按摩，效果更佳，
請務必在日常生活中養成習慣。

只是按摩淋巴，大肚腩馬上小一號

實踐能平衡自律神經的生活習慣以及第五章的消水腫體操，藉此達到改善淋巴系統，就不容易發生水腫。另外，由於淋巴管負責多餘脂肪的回收，若是能改善淋巴系統循環，也能消除皮下及內臟囤積的脂肪。

下頁照片是由專業人士按摩淋巴後的結果。只是一次的按摩，就能讓水腫消除，讓外表確實瘦下了三成。換句話說，現代人的水腫就是如此嚴重。不過請一定要持之以恆，才能讓效果持續。水腫是生活習慣所形成的，所以要打造不會水腫的身體，應該從改變生活習慣開始，最後再搭配淋巴按摩輔助。

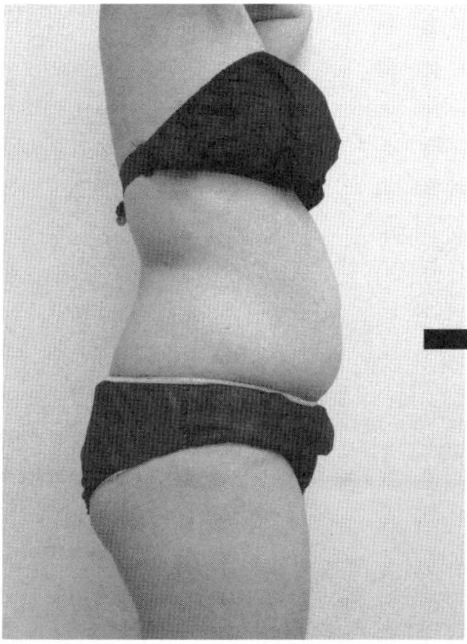

【按摩前】

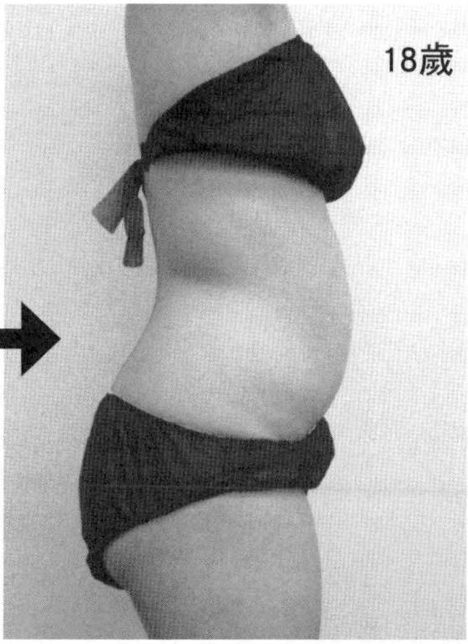

【按摩後】

腹部周圍的水腫明顯消除了。

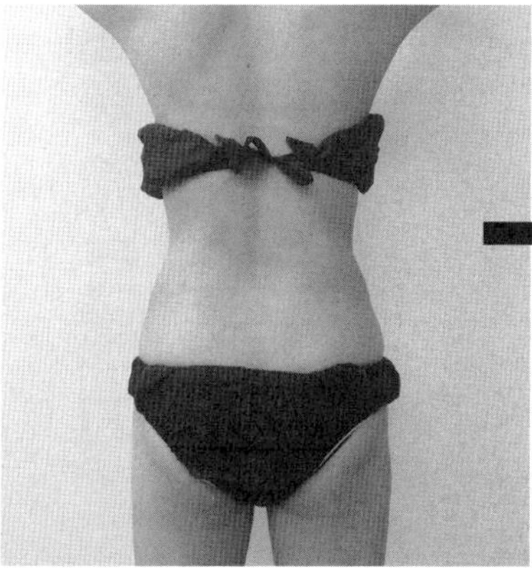

【按摩前】

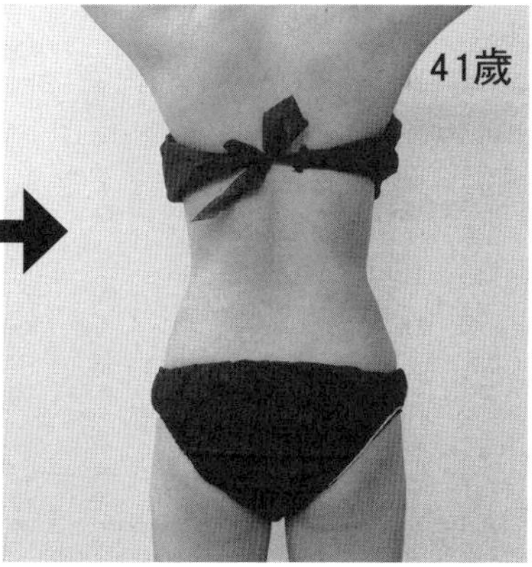

【按摩後】

腰部線條出現了，臀部也向上抬。

參考資料：現代人的水腫這麼嚴重（Esthetic MORIMASAProfessional School）

漢方藥帖改善水腫，提高身體自癒力

漢方是源自中國，傳到日本後發展成日本的傳統醫學。漢方治療的概念認為不論任何疾病，都是來自身體失衡。所以藉由調整身體的平衡，就能提高身體原本的自然治癒力。從漢方觀點來看，水腫也是因為身體的失衡引起，因此要預防水腫，建議不妨善用漢方，消除水腫可使用的漢方如下：

○當歸芍藥散

可改善手腳冰冷、貧血、暈眩、水腫、黑斑等，女性生理問題及產前產後的困擾。這帖藥方可促進肝臟作用、改善血液循環、調整腸胃機能、體內水分的輸送，消除水腫。

○五苓散

可排除體內聚積的多餘水分。除了用於治療水腫、腹瀉、排尿量減少、中暑等，也可以用來解宿醉或暈船等症狀。

○八味地黃丸

改善下半身手腳冰冷或腰痛、水腫、手腳痠麻、尿量減少、頻尿等。也可以補強隨著年齡增長而衰退的腎功能問題、溫暖下半身而促進排出水分。

漢方現在已被稱為「實證醫學ＥＢＭ（Evidence-Base Medicine）」，漢方效果在醫學觀點得到證實，或許你會意外，目前開業的醫生有七成將漢方列為處方。因此，對漢方有興趣的人，不妨到醫院和醫生商量。**漢方必須視個人症狀服用，才能對症下藥，所以絕對要避免自行濫用**。換句話說，由醫師開立處方，服用「量身訂製的漢方」，才是消除水腫，變得健康又美麗的重點。

「攝取過多鹽分」，是水腫大敵

不良的飲食習慣也是水腫的重要原因。需要特別注意的是「攝取過多鹽分」。這是因為體內如果增加過多的鈉，就會使水分聚積。

我們的身體具有保持鈉的固定濃度功能，因此，**當攝取過多鹽分時，以致體內鈉濃度過高時，身體便會聚積水分來稀釋鈉的濃度。當吃太鹹覺得口渴時，就是為了補充體內水分的反應。**

鹽分攝取過多，會使血管內的水分增加、血壓上升，細胞與細胞間滲出水分而引起水腫。因此，除了控制鹽分的攝取，攝取富含鉀的食物也有效果，因為鉀具有將鈉排出體外的作用，同時也能利尿，可將多餘水分排出體外。

戒鹽、多纖維，有助水分代謝，告別易胖體質

富含鉀的食物有蘋果、香蕉、梨子、酪梨、菠菜、小黃瓜、茄子、馬鈴薯、地瓜、菇類、雞里肌肉、竹莢魚、玄米、海藻、豆類等。或許有人認為直接服用保健食品補充鉀比較方便，不過不當服用保健食品，可能會造成肝臟疾病或其他健康問題，因此務必要特別注意。

此外，想消除水腫，建議可多攝取富含食物纖維的食物。例如奇異果，不僅是水溶性食物纖維，更富含多種維生素。食物纖維及維生素B群、C群有助於水分代謝，消除水腫。

四季消腫對策❶

春暖花開時，要注意「情緒性水腫」

花草樹木或動物等一切生命萌芽的春天，能帶來生氣盎然的活力。春天使得在冬季收縮的血管隨著天氣變暖而擴張，血液循環自然會跟著改善，因此身體不易水腫。日本有句俗話「草木萌芽期，提防心病來」，春暖花開之際，憂鬱症等「精神上的失衡」＝「情緒性水腫」的人便有增加的傾向。這是因為當氣候暖和，血液循環順暢，副交感神經作用升高，但身體還來不及跟上急遽變化的氣候，使得副交感神經作用異常升高的人也增加。

前面說明要消除水腫，必須提高副交感神經作用，讓自律神經維持平衡的重要性。然而，**副交感神經作用過高也是一個令人困擾的問題。事實上，為了憂鬱症而煩惱的患者，許多人副交感神經都異常地高**。

這裡我們稍微整理「情緒性水腫」的兩個模式。第一個模式是交感神經作用過高，使得自律神經失衡。這時的症狀是血管收縮、血液循環不良、心率上升，情緒方面容易出現煩躁、焦慮、不安、無法冷靜判斷等狀況。

第二個模式是本文所提到的，交感神經作用異常升高。以汽車為比喻，交感神經的功能就像油門，副交感神經則像剎車。當交感神經作用升高，身體處於緊張狀態；當副交感神經作用升高，身體則處於放鬆狀態。但是，**形同剎車的副交感神經作用過高時，精神將處於了無幹勁、欲振乏力，對一切事物都提不起勁的狀態**。

每天起床「伸懶腰」，讓乾淨的血液流通全身

首先希望各位養成一覺睡醒就可以進行簡易運動的習慣。早上剛起床時血壓較低，肌肉及關節活動較遲鈍，所以身體還未做好活動的準備，這種情況下立即急著活動身體時，自律神經容易失衡。另外，容易低血壓的人，由於一站起來就容易暈眩，也要小心防範避免摔倒。

因此，**早上剛起床時，最好慢慢起身，雙手舉高到頭部交叉，一邊吸氣一邊把手再往上伸**（請參考一六五頁）。感覺肩胛骨往內側壓迫是動作的重點。接著在雙手繼續往上伸的狀態，讓上半身往前傾，接著往左右側彎，動作持續三分鐘，能調整自律神經失衡，順利啟動一天的開始。另外，這個運動也能刺激腸道，讓乾淨的血液輸送至全身。

除了清晨運動，**為了要從副交感神經佔優勢的狀態，順便切換成交感神經佔優勢的狀態，建議一早可以淋浴**。透過熱水對皮膚的刺激，能讓相當於油門的交感神經活潑，身心處於緊張的狀態。

不過，要注意不能突然用熱水淋浴。交感神經作用瞬間升高，將使血流滯礙，很容易水腫。所以，一開始先用三十八至三十九度的溫水讓身體適應溫度後，再慢慢加溫，這麼一來，就能讓交感神經順利升高，防止沖完澡後，體溫急速下降。

另一個希望各位注意的是「呼吸」。第三章介紹了提高副交感神經作用，改善血液循環的「一二呼吸法」。當情緒煩躁焦慮時，交感神經作用將會升高，使得血液滯流，這時候以吸氣兩倍的時間緩緩吐氣，能有效調整血液循環，這就是「一二呼吸法」。練習「一二呼吸法」有困難時，只做深呼吸也可以。慢慢地深呼吸，也能調整自律神經平衡。

當副交感神經作用過高，以致沒有幹勁時，該採取什麼呼吸法呢?**方法很簡單，就是和「一二呼吸法」或深呼吸相反，利用「短而淺的呼吸」促進交感神經作用，讓身心處於緊張的狀態。**

只不過，當交感神經作用過度興奮時，將造成血液循環不良，以致情緒煩躁焦慮，甚至產生水腫。因此，當覺得心情有些煩躁，似乎有些水腫現象時，採取「一二呼吸法」或深呼吸等方式，配合身心狀態來進行呼吸。

以上介紹的是促進交感神經作用，防止副交感神經過度升高的對策。這些方法不僅適用於副交感神經容易佔優勢的春天，當一天當中覺得缺少幹勁時也極為有效，請務必善加利用。

四季消腫對策❷

梅雨季最易水腫，加強血液循環是關鍵

持續濕濕黏黏天氣的梅雨季，總莫名地使心情鬱悶。濕氣纏繞全身不舒服的感覺，令人連出門都覺得痛苦。事實上，各位知道梅雨季是一年當中最容易水腫的季節嗎？原因大致有三個。第一個原因是「氣壓的變化」。事實上，氣壓變化對自律神經也會造成影響。梅雨時期多半時候都籠罩著低氣壓，氣壓很容易產生變化。因此，濕黏令人不愉快的天氣刺激著交感神經。**氣壓變化及令人不舒服的天氣所帶來的雙重影響，使自律神經失衡，血液循環不良，因而容易水腫。**

第二個原因是「濕度過高」。身體水腫是因為血液循環不良、應該運送至細胞的水分溢至細胞外而引起。如果這些水分能夠變成汗水從毛細孔蒸發，就能消除水腫。不過，**梅雨季的濕度高，汗水不容易蒸發，容易使體內水分聚積**。第三個原因是「運動不足」。持續降雨的梅雨期使人待在室內的時間過多，容易運動不足，不活動身體整天待在家中，呼吸就會變得短淺而使得血液循環不良。

除了水腫，希望各位注意的還有「肥胖」。血流滯礙而引起水腫時，原本應該和水分一起送達細胞的養分，也會不斷流出皮下脂肪及內臟脂肪，再加上如果運動不足，就會容易肥胖。

像這樣的梅雨季，如何改善血液循環是一大重點。首先，注意勤奮地運動，改善血液循環吧，另外，規律的生活也很重要。早上提前三十分鐘起床讓自己更從容地擁有吃早餐的時間等，養成第三章所介紹的讓自律神經保持平衡的生活習慣，就能更容易度過最容易水腫的梅雨季。

四季消腫對策❸

夏天手腳冰冷？身體排汗即可改善

夏天在戶外蒸籠般的炎熱天氣，有時在辦公室或捷運內卻冷到必須穿上外套。冷氣過強導致手腳冰冷，明明是炎熱的夏季，卻得一直蓋著毛毯，甚至肩膀痠痛比平時更嚴重。相信許多人都有過類似的「夏天手腳冰冷困擾」。

為了預防中暑，適當使用空調讓室溫下降當然很重要，不過溫度過低對健康並不是一件好事。在冷氣過強的辦公室內工作的人，與客戶碰面或吃中飯時很難避免外出，**在忽冷忽熱的氣溫變化下，導致自律神經失衡，血液循環不良**。

當血液循環不良，血液無法真正輸送到全身每個角落，因此就會造成手腳冰冷。另外，由於血液循環不良，很容易發生水腫、肩頸痠痛、腰痛、頭痛、食慾衰退等現象。

夏季炎熱的時期，副交感神經佔優勢，改善血液循環時，身體容易出汗。藉由排汗，能夠調節體溫避免過高。不過，長時間待在冷氣房時，出汗的機會就會減少，使得多餘的水分及代謝物容易囤積在體內。因此又容易造成血液循環不良、手腳冰冷，容易發生水腫。

那麼，該怎麼做才能擊退夏天手腳冰冷的問題呢？**關鍵在於「溫暖身體，儘量讓身體排汗」**。首先希望你先試試看消除手腳冰冷及水腫的入浴法。控制全身血液循環的自律神經不喜歡急遽的變化。小心過熱的熱水澡，突然刺激交感神經，會使得血液循環不良。

夏天注意補充水分、多吃暖身食材，手腳不再冷冰冰

最適當的溫度是三十九～四十度，在微溫的熱水中一開始先泡五分鐘全身浴，剩下的十分鐘高度在胸口為止泡半身浴。實踐這個泡澡方式，能夠讓身體的深部溫度保持適溫，有助於改善血液循環、手腳冰冷、水腫。

另外，夏天入浴時容易出汗，所以應比冬天更注意補充水分。**克服夏天手腳冰冷及水腫時，也要多吃能讓身體溫暖的食材**。不妨多攝取能將醣類及脂肪轉換成能量的維生素B群、有助改善血液循環的維生素E等食材。辣椒、薑、胡椒、蔥等含有辛辣成分的食材也有能提高體溫，不妨適當攝取。

預防夏天手腳冰冷及水腫問題時，希望穿著打扮方面也能注意。尤其是女性，一到夏天難免穿得比較清涼，準備好外套或毯子，待在冷氣房時只要一覺得冷，就能立刻披上。另外，為了促進排汗，也可以使用市售的三溫暖快速排汗衣或溫暖雙腳的工具等都不妨一試。

攝取辛香食材，泡半身浴，讓身體不畏寒

手腳冰冷的人，有時會覺得腹部及腰部一帶有涼意，這時不妨使用保暖腹圍。**只要使用保暖腹圍，就能讓身體溫暖起來，把身體的熱度傳達到手腳，達到全身溫熱的效果**。近年來隨著漂亮的設計款式增加，女性愛用者也增加了。購買時要注意的是腹圍的束縛性。如果壓迫腹部會造成血液循環不佳，反而會使手腳冰冷的狀況更嚴重，所以務必要注意。

採取以上對策而出汗時，不要忘了補充水分。當大量排汗時，血液中的水分也會流失，將使血液變黏稠，血液循環惡化。**水分補充的量一日以一點五公升為宜，大量排汗時更要勤於補充水分**。

四季消腫對策❹

秋冬之際，以「規律生活」強化血液循環

從秋季到冬季的嚴寒時期，身體總會不自覺地縮成一團。相同的，當氣溫下降時，我們的身體為了避免身體的溫度發散，所以交感神經作用升高而血管收縮。**當血管過度收縮時，血液無法送達末稍，為了手腳冰冷或水腫而煩惱的人就會增加**。

這時候提高副交感神經作用就非常重要。以下介紹希望各位從秋天到冬天必須注意的生活習慣。**第一個習慣是注意「睡眠不足」**。當睡眠不足時，有助於血流順暢的副交感神經無法發生作用，血管始終呈現收縮狀態，因而無法熟睡。尤其是睡眠時間在四小時以下的人，副交感神經可能有作用過低的危險性。所以還是儘可能要有六個小時以上的充足睡眠。

用熱毛巾溫暖頸部，有助血流順暢，提高體溫

另外，在嚴寒的時期，可以使用微波爐等用具製作熱毛巾，溫暖頸項後面，能夠促進血液循環，提高副交感神經作用，保有放鬆且品質良好的睡眠。第二個習慣是「規律的進食」。一天正常攝取三餐對於調整自律神經平衡，保持良好血液循環非常重要。**血液循環和維持體溫有關，在嚴寒時期特別要注意規律的三餐以保持體溫**。

自律神經的節奏非常重要。儘可能在早、中、晚的固定時間進食，才能使自律神經均衡，促進血液循環。集中一餐大吃大喝，或是一天斷斷續續地吃個不停，又或是上一餐與下一餐的間隔拉得過長，都會破壞自律神經平衡，所以應該特別注意。

第三個習慣是天氣愈冷愈要「適度運動」。整天關在屋子裡沒活動，血液循環會變差，容易手腳冰冷、水腫或肩膀痠痛等問題，不妨藉由適度運動來改善血液循

環。就如前面曾說明過的，平時很少運動的人，如果突然從事激烈運動，反而會對心臟造成負擔，建議一開始健走二十～三十分鐘為宜。

第四個習慣是「以保暖的服裝避免體溫流失」。溫暖身體有三個重點，一是注意有許多較粗的血管通過的頸部，注意使用圍巾或穿著高領的衣服保暖，避免體溫流失。其次是戴手套保暖手部，以及穿著襪套或靴子溫暖腳部，另外，頭部也是容易流失體溫的部位，最好戴上帽子避免和冷空氣接觸。

嚴寒時期血流滯礙時，不光是手腳冰冷，也有引起心肌梗塞等嚴重疾病的危險，各位不妨先注意這四個生活習慣，有效改善血液循環。

第5章

終結虛胖人生！最有效的「消水腫體操」

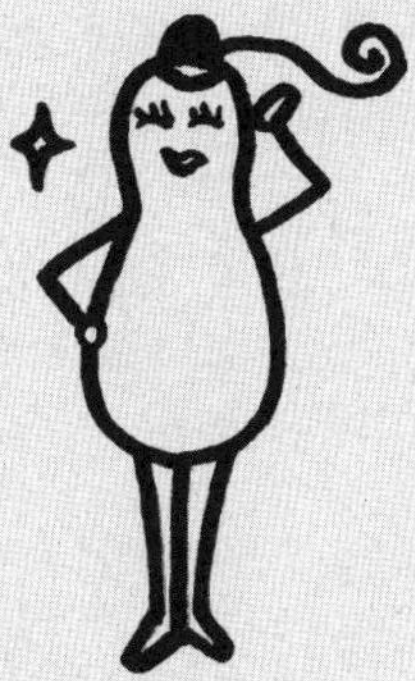

只要四個動作，有效排毒、消水腫

「消水腫體操」的動作並不困難，但是效果卻很好。而且，我提倡的消水腫體操只有四種，每個人都能輕鬆不需逞強地持續。練習「消水腫體操」時，只需要注意一個重點，那就是「呼吸」。

因為控制呼吸的是自律神經，而「消水腫體操」的動作都和呼吸相關，所以能更容易調整自律神經平衡，提高消除水腫的效果。只要每天持之以恆地練習，就能慢慢感覺到「身體好像變輕盈了」而且，效果快的人大約兩星期就能感受到成效，身材曲線變得更加迷人。

早晨消水腫體操

用舒適的動作揭開一天序幕，讓乾淨的血液貫通全身。

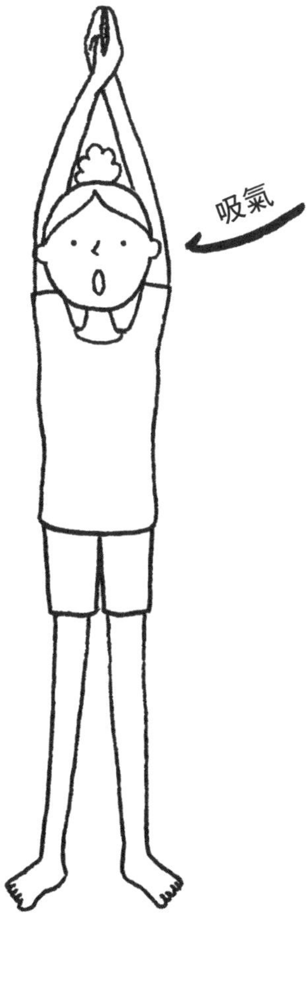

1 雙手伸至頭頂，手心交疊將全身拉直

雙手伸至頭頂上方後交叉，手心相對對應，一吸氣一邊將手往上延伸。感覺肩胛骨往內側靠攏。

2 保持❶的姿勢，上半身前傾

保持❶的姿勢，上半身慢慢往前傾。前傾時腹部用力，一邊吐氣一邊前傾；抬起上半身時，一邊吸氣一邊抬起。

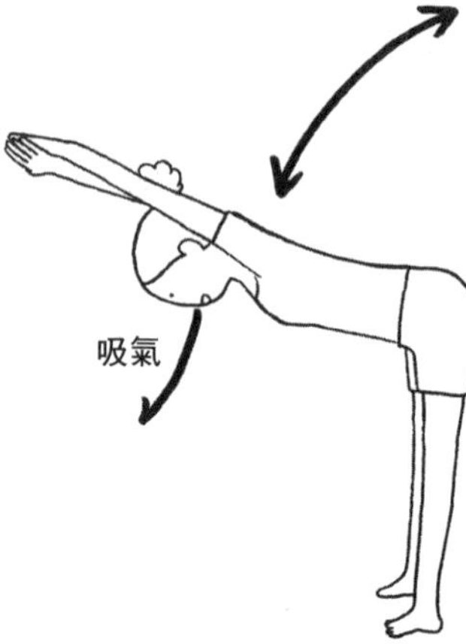

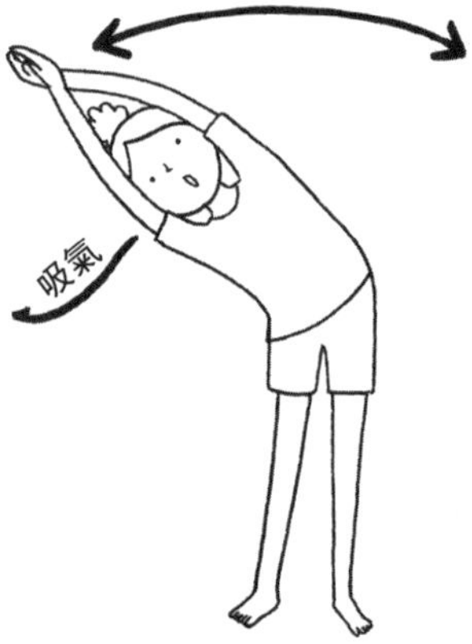

3 身體往左右兩側伸展

從❶的姿勢，讓身體往左右緩緩伸展。側彎時吐氣，回復時吸氣。回到中間時換邊重複同樣動作。

4 一邊緩緩呼吸，一邊讓上半身大迴轉

保持❶的姿勢，想像以手指畫出大圓般，讓上半身緩緩地大迴轉。迴轉一圈後，反方向再做一次迴轉，配合緩慢呼吸。

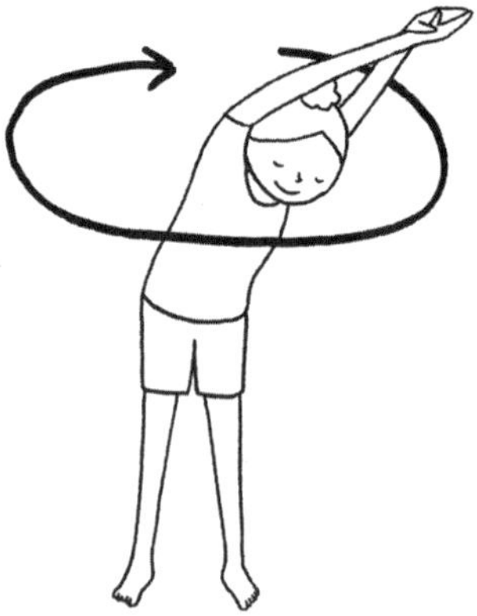

辦公室·居家消水腫體操

讓雙腳徹底放鬆的簡易消腫操。

單腳站立，
握住腳踝前後搖晃

左手握住左腳踝，腳跟拉往臀部方向，右手抵住腰部，搖晃左腳尖12秒後，以同樣方式換右腳搖晃。如果單腳站立身體會搖晃不穩時，可以用手扶住辦公桌維持平衡。

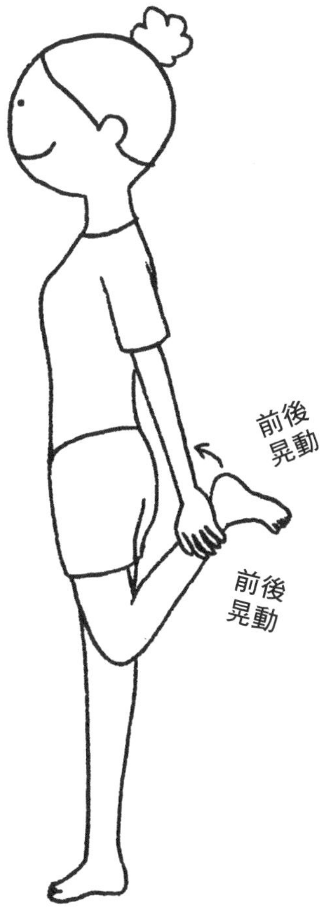

沐浴消水腫體操

刺激腸道，活絡血液循環。

緊抓腹部，刺激腸道

單手插腰置於肋骨下方，另一手緊抓腰骨上方，以不至於抓到痛的力道按壓八次。換邊後重覆相同動作八次。

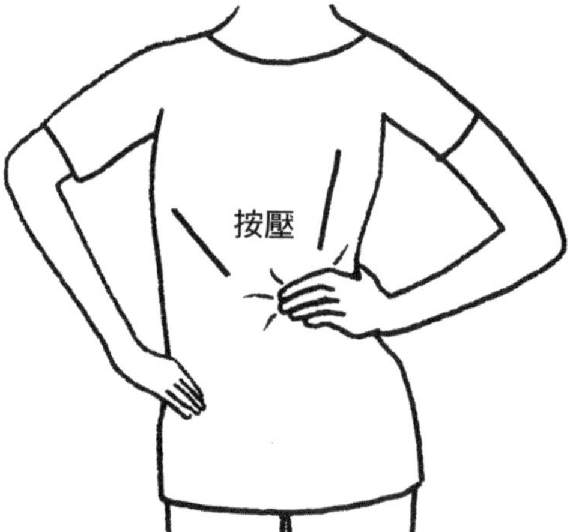

睡前消水腫體操

在床上一邊放鬆、一邊消除水腫，讓身體進入睡眠模式。

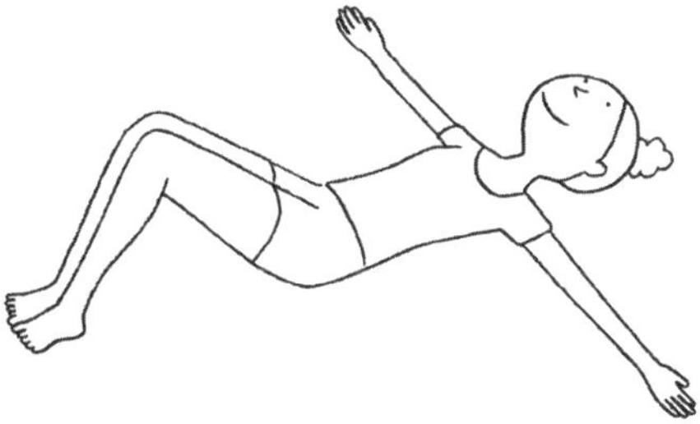

1 身體仰躺，雙腳彎曲呈九十度

膝蓋彎曲呈九十度，雙手打開手心向上往側邊伸直。腹部放鬆，讓背部緊貼在床上是關鍵。

2 吐氣膝蓋往側邊倒下，吸氣讓膝蓋回到中央

一邊吐氣一邊慢慢讓膝蓋倒下，同時手心朝下，接著吸氣讓膝蓋回到中央。

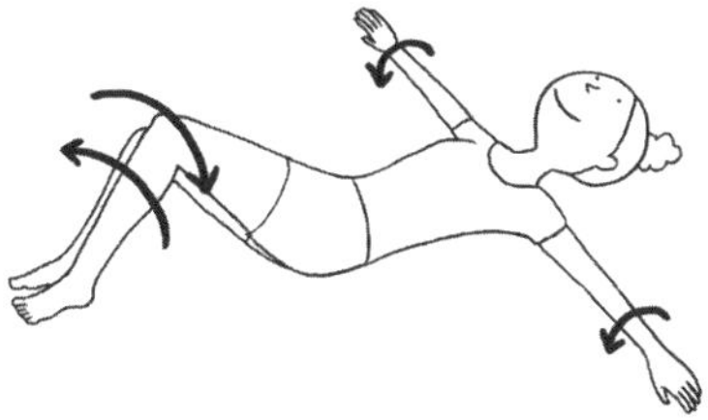

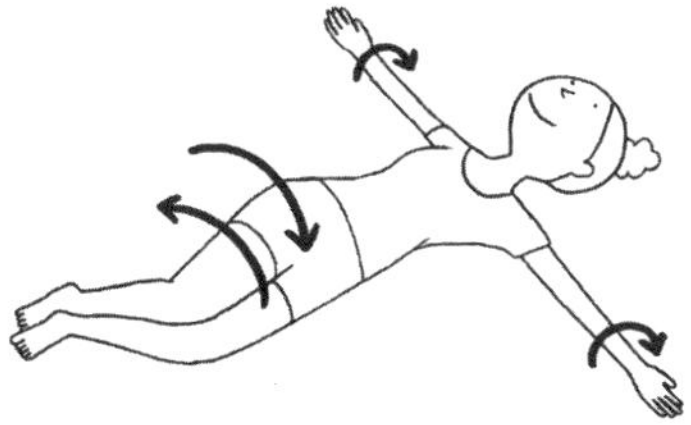

3 反方向重複同樣動作

一邊吐氣一邊緩緩讓膝蓋倒向另一側，這次讓手心朝上，一面吸氣一面讓膝蓋回到中央，重覆同樣動作兩次。

結語

消水腫終結虛胖人生，一輩子不發胖

感謝各位讀到最後，最後介紹一則我在寫作本書過程中，再次體認到「消除水腫」重要性的一個小插曲。

最近常聽到身邊有人對我說：「你瘦了好多喔！」、「你一定瘦了五公斤以上吧？」不過，其實當時我只減輕了兩公斤左右。嚴格說來，為了避免水腫，我只是平時力行「晚上八點以前吃晚餐」以及「勤勞喝水」。因為被身邊的人說「你好瘦、瘦了好多」，我有點擔心是不是生病了，於是我便開始試著改成晚上十點後才吃飯。結果沒多久，體重就增加三成，原本削瘦的下巴，看起來比實際增加的體重顯得更圓滾滾。

因為這件事，我更加確信**「避免水腫」**對外觀是否看起來苗條的重要性，以及消**除水腫就能使外表看起來更瘦，相反地，一旦水腫就會看起來比實際增加的體重還要胖**。本書介紹了許多消除水腫，以及打造易瘦體質的生活習慣。建議各位先從以下兩點實行，開啟不再水腫的生活：

- **晚上八點前吃晚餐**（如果實在做不到，就控制在睡前三小時）。
- **勤勞喝水**（每天喝一點五公升）。

另外，持之以恆練習第五章的「消水腫體操」，相信就能打造出不需要辛苦減肥的體質。本書若能提供各位永遠健康美麗的參考，將是身為醫師的我無上的喜悅。

小林弘幸

NEW ARRIVAL

采實文化　暢銷新書強力推薦

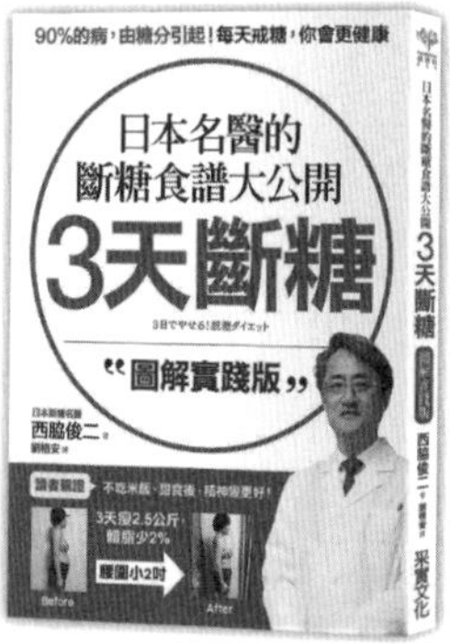

台、日銷售破 10 萬本，「圖解實踐版」正式登台

名醫親身實踐，3 個月瘦 17 公斤！

西脇俊二◎著／劉格安◎譯

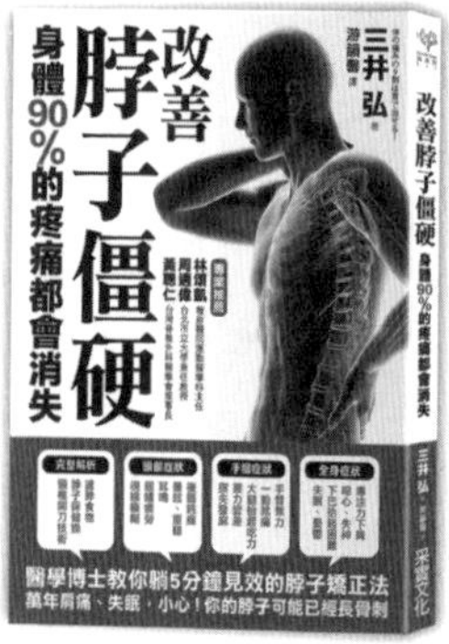

萬年肩痛、失眠，脖子可能已經長骨刺！

吃對食物X脖子操，找回頸椎自癒力

三井弘◎著／游韻馨◎譯

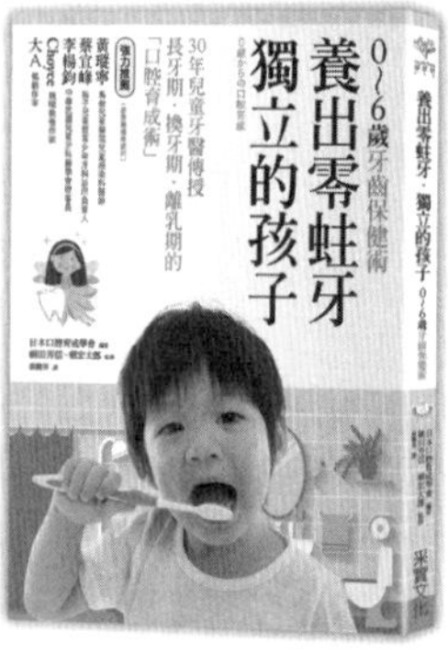

0～6 歲的口腔發育，是一生健康的起點。

父母一定要知道的「寶寶牙齒保健課」

日本口腔育成協會◎編著／
朝田芳信、槙宏太郎◎監修／蔡麗蓉◎譯

I♥Beauty 愛美麗 愛美麗系列024

消除虛胖水腫，7天瘦3公斤

むくみをとるだけ! 3割細見え

作　　者　小林弘幸
插　　畫　イラスト／坂木浩子
譯　　者　卓惠娟
總 編 輯　何玉美
副總編輯　陳永芬
主　　編　陳鳳如
封面設計　比比司工作室
內文排版　菩薩蠻數位文化有限公司

出版發行　采實出版集團
行銷企劃　黃文慧・王珉嵐
業務經理　廖建閔
業務發行　張世明・楊筱薔・鍾承達・李韶婕
會計行政　王雅蕙・李韶婉
法律顧問　第一國際法律事務所　余淑杏律師
電子信箱　acme@acmebook.com.tw
采實粉絲團　http://www.facebook.com/acmebook

I S B N　978-986-92812-1-8
定　　價　280元
初版一刷　2016年04月07日
劃撥帳號　50148859
劃撥戶名　采實文化事業有限公司
104台北市中山區建國北路二段92號9樓
電話：02-2518-5198
傳真：02-2518-2098

國家圖書館出版品預行編目(CIP)資料

消除虛胖水腫，7天瘦3公斤 / 小林弘幸作；卓惠娟譯.
- 初版. -- 臺北市：采實文化, 2016.04
面；　公分. -- (愛美麗系列；24)
譯自：むくみをとるだけ!3割細見え
ISBN　978-986-92812-1-8(平裝)

1.水腫　2.健康法

415.81　　105001753

采實出版集團
ACME PUBLISHING GROUP

廣	告	回	信
台北郵局登記證			
台北廣字第03720號			
免	貼	郵	票

采實文化 ACME PUBLISHING 采實文化事業有限公司

104台北市中山區建國北路二段92號9樓

采實文化讀者服務部　收

讀者服務專線：(02) 2518-5198

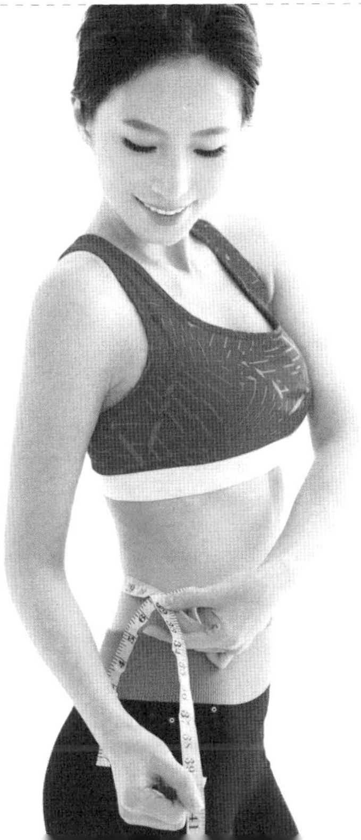

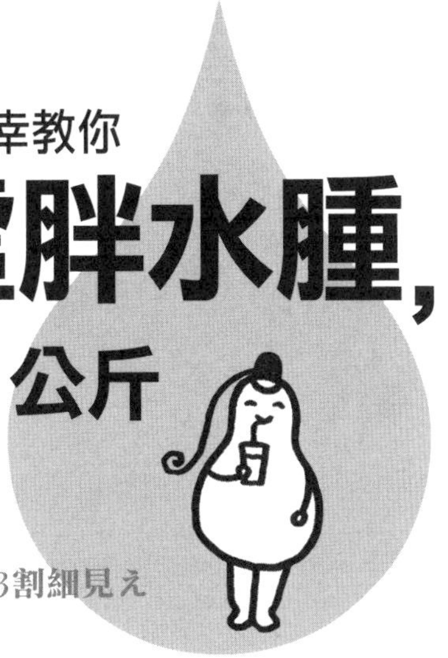

I Beauty 愛美麗 **系列**專用回函

系列：愛美麗系列024
書名：消除虛胖水腫，7天瘦3公斤

讀者資料（本資料只供出版社內部建檔及寄送必要書訊使用）：

1. 姓名：
2. 性別：☐男　☐女
3. 出生年月日：民國　　　年　　　月　　　日（年齡：　　　歲）
4. 教育程度：☐大學以上　☐大學　☐專科　☐高中（職）　☐國中　☐國小以下（含國小）
5. 聯絡地址：
6. 聯絡電話：
7. 電子郵件信箱：
8. 是否願意收到出版物相關資料：☐願意　☐不願意

購書資訊：

1. 您在哪裡購買本書？☐金石堂（含金石堂網路書店）　☐誠品　☐何嘉仁　☐博客來　☐墊腳石　☐其他：＿＿＿＿＿＿＿＿（請寫書店名稱）
2. 購買本書的日期是？＿＿＿年＿＿＿月＿＿＿日
3. 您從哪裡得到這本書的相關訊息？☐報紙廣告　☐雜誌　☐電視　☐廣播　☐親朋好友告知　☐逛書店看到　☐別人送的　☐網路上看到
4. 什麼原因讓你購買本書？☐對主題感興趣　☐被書名吸引才買的　☐封面吸引人　☐內容好，想買回去試看看　☐其他：＿＿＿＿＿＿＿＿＿＿＿＿（請寫原因）
5. 看過書以後，您覺得本書的內容：☐很好　☐普通　☐差強人意　☐應再加強　☐不夠充實
6. 對這本書的整體包裝設計，您覺得：☐都很好　☐封面吸引人，但內頁編排有待加強　☐封面不夠吸引人，內頁編排很棒　☐封面和內頁編排都有待加強　☐封面和內頁編排都很差

寫下您對本書及出版社的建議：

1. 您最喜歡本書的哪一個特點？☐實用簡單　☐包裝設計　☐內容充實
2. 您最喜歡本書中的哪一個章節？原因是？

＿＿＿＿＿＿＿＿＿＿＿＿＿＿＿＿＿＿＿＿＿＿＿＿

＿＿＿＿＿＿＿＿＿＿＿＿＿＿＿＿＿＿＿＿＿＿＿＿

3. 您最想知道哪些關於健康、生活方面的資訊？

＿＿＿＿＿＿＿＿＿＿＿＿＿＿＿＿＿＿＿＿＿＿＿＿

＿＿＿＿＿＿＿＿＿＿＿＿＿＿＿＿＿＿＿＿＿＿＿＿

4. 未來您希望我們出版哪一類型的書籍？

＿＿＿＿＿＿＿＿＿＿＿＿＿＿＿＿＿＿＿＿＿＿＿＿

＿＿＿＿＿＿＿＿＿＿＿＿＿＿＿＿＿＿＿＿＿＿＿＿